한중 의료 통번역 입문

한중 의료 통번역 입문

초판 1쇄 인쇄 | 2020년 8월 1일
초판 1쇄 발행 | 2020년 8월 8일

편   저 | 허세립, 양동훈, 이인순
대   표 | 김남석
펴낸이 | 김정옥

발행처 | 우리책
주   소 | 06342 서울시 강남구 양재대로 55길 37, 302
전   화 | (02)2236-5982
팩시밀리 | (02)2232-5982
등록번호 | 제2-36119호

ⓒ 허세립, 양동훈, 이인순 2020

이 책에 실린 글과 사진은 저자와 우리책의 동의 없이는
아무도 이용할 수 없습니다.

ISBN | 979-11-90175-14-2

이 책의 국립중앙도서관 출판시 도서목록(CIP)은 e-CIP홈페이지(http://www.nl.go.kr/ecip)에서
이용하실 수 있습니다. (CIP제어번호 : CIP2020033158)

> 이 저서는 2016년도 대한민국 교육부와 한국학중앙연구원(한국학
> 진흥사업단)을 통해 해외한국학 씨앗형 사업의 지원을 받아 수행된
> 연구임(AKS-2016-INC-2230006).

한중 의료 통번역 입문

허세립, 양동훈, 이인순 편저

우리책

⟨머리말⟩

　본 저서는 중국인을 대상으로 한 한중 의료 통번역 입문 저서로서 의학 지식과 단락 구성에서 다양한 인터넷 자료 및 의학 서적을 참고해 제작하였습니다.
　한국과 중국은 FTA 체결로 의료관광서비스, 건강관리서비스, 의료수출 등 분야의 통번역 인재 양성이 지속적으로 늘고 있으며 이에 따른 교재 발굴도 시급한 시점입니다.
　더욱이 의료 통번역의 경우 정확하고도 다양한 지식이 필요합니다. 이는 의료의 경우 아주 작은 변화에도 큰 사고로 이어질 수 있기 때문입니다. 따라서 의료 분야는 다양하고도 세부적인 교육이 필요합니다.
　이에 본 저서는 가능한 의료 분야의 다양한 세부 영역과 주의사항 기술에도 많은 노력을 하였으며, 의료계에 몸 담고 있는 다양한 전문가에게 의료 용어 자문과 검정을 수차례 걸쳐 완성한 교재입니다.

한중 의료 통번역 입문 저서인 만큼 다양한 그림 활용과 용어 검색도 가능하도록 제작하였으며 이를 통해 한중 의료 통번역 입문 교재로 많이 활용되었으면 합니다.

  끝으로 출판하는데 정말 많은 분들이 도움을 주셨는 바 이재욱, 안정우, 손병주, 김영훈, 유준연 선생님을 비롯해 많은 자문 위원님과 의료 전문가님 그리고 여러 편집 선생님들께 깊은 감사를 드립니다.

  감사합니다.

목 차

Ⅰ. 의료 통번역 - 이론편·9
  1. 통역과 번역·10
    1.1 통역·11
    1.2 번역·13
  2. 의료 제도·16
    2.1 의료법·17
    2.2 건강보험·32
  3. 의료 관광·25
    3.1 의료 관광 정책·26
    3.2 의료 관광 코디네이터·28

Ⅱ. 의료 통번역 - 실전편·31
  1. 병원 접수·32
    1.1 진료 예약·33
    1.2 방문 접수·35
  2. 병원 진료·38
    2.1 진료 상담·39
    2.2 진료 과목·41
  3. 호흡기내과 진료·44
    3.1 관련 지식·45
    3.2 진료 표현·49

  4. 순환기내과 진료·51
    4.1 관련 지식·52
    4.2 진료 표현·56
  5. 소화기내과 진료·59
    5.1 관련 지식·60
    5.2 진료 표현·65
  6. 혈액내과 진료·69
    6.1 관련 지식·70
    6.2 진료 표현·74
  7. 비뇨기과 진료·76
    7.1 관련 지식·77
    7.2 진료 표현·81
  8. 신경과 진료·83
    8.1 관련 지식·84
    8.2 진료 표현·88
  9. 산부인과 진료·91
    9.1 관련 지식·92
    9.2 진료 표현·95
  10. 안과 진료·98
    10.1 관련 지식·99
    10.2 진료 표현·106

11. 이비인후과 진료·109
    11.1 관련 지식·111
    11.2 진료 표현·115
12. 정형외과 진료·118
    12.1 관련 지식·119
    12.2 진료 표현·112
13. 종양외과 진료·125
    13.1 관련 지식·126
    13.2 진료 표현·129
14. 치과 진료·131
    14.1 관련 지식·132
    14.2 진료 표현·137
15. 피부과 진료·140
    15.1 관련 지식·141
    15.2 진료 표현·145
16. 성형외과 진료·149
    16.1 관련 지식·150
    16.2 진료 표현·153
17. 한의학 진료·156
    17.1 관련 지식·157
    17.2 진료 표현·160
18. 건강검진·163
    18.1 관련 지식·164
    18.2 진료 표현·168
부록-의학 용어·171
참고 자료·191

I. 의료 통번역 - 이론편

1. 통역과 번역

'번역(飜译/翻译)'은 어떤 언어로 된 글을 다른 언어의 글로 옮기는 것을 말하고, '통역(通译)'은 말이 통하지 아니하는 사람 사이에서 뜻이 통하도록 말을 옮겨 주거나 또는 그런 일을 하는 사람을 이르는 말이다.

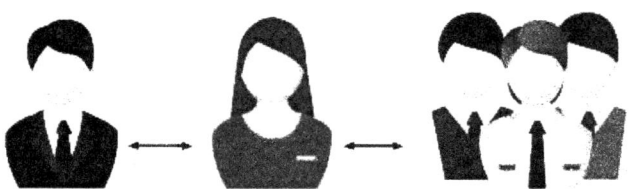

1.1 통역

통역(通译, interpreting)은 서로 통하지 않는 둘 이상의 언어 구사자 사이에서 그들이 사용하는 말을 이해하여 그 뜻을 전해주는 행위를 말한다. 통역사를 통역으로 줄여 말하기도 하는데 하는 일은 외국어 의사 소통을 돕는 일을 한다.

통역은 문자언어를 시간을 두고 숙고하여 문자로 옮기는 번역과는 구별되는 개념이다. 통역은 어디까지나 그 뜻을 전달하는 것이 목적이기 때문에, 통역을 하는 사람은 말을 잘 듣고 완전히 이해한 뒤 다른 언어로 풀어내야 한다. 단어를 하나 하나 그대로 옮겨 직역하면 뜻은 제대로 전달되지 않기 십상이다. 따라서 통역은 통념과 달리 단순히 외국어를 유창하게 잘 한다고 해서 잘 하는 것은 아니며, 출발어와 도착어 구사력과 풍부한 어휘 외에도 이해력, 순발력, 집중력, 논리력, 기억력 등이 요구되는 작업이다. 통역하려는 말의 내용 자체를 잘 이해해서 정확하고 청자가 이해하기 쉽게 옮겨야 하므로, 내용이 복잡해질수록 통역사는 연사(演士)가 하려는 말의 배경, 상황, 의도 등에 대한 깊은 지식을 미리 습득하여 갖추어야 한다. 또한 연사의 말을 그대로 옮겨야 하기 때문에 통역사 자신의 의견 등을 첨가하여 연사의 말을 왜곡하면 안 된다. 법정 통역의 경우 원칙적으로 발화자의 말 실수, 말버릇, 더듬는 것까지 그대로 옮겨야 하며, 의료 통역의 경우 아주 작은 변화와 주의 사항까지도 그대로 옮겨야 하는 것이다.

통역을 업으로 삼는 사람을 통역사(通译使, interpreter) 또는 통역이라고 부르기도 하는데 영어로는 Interpreter로 비슷한 개념인 Translator는 번역사를 가리킨다.

통역은 종류에 따라서 수행 통역, 의전 통역, 관광 통역, 법정 통역, 의료 통역, 회의 통역 등으로 나눌 수 있다. 수행 통역, 의전 통역 등의 비교적 간단한 통역은 전문적인 교육을 받지 않아도 가능하나, 해당 외국어를 유창하게 구사해야 한다. 의료 관광 통역의 경우 관광과 의료에 대한 지식 뿐만 아니라 역사, 문화, 법률 대한 지식도 있어야 한다. 관광 분야에서는 관광 통역, 수행 통역, 의전 통역, 의료 통역, 투자 통역 등의 영역이 엄밀히 구분되지 않을 수 있는데 이는 의료 관광, 투자 관광, MICE의 형태 등의 경우처럼 한 가지 목적이 아닌 다목적 복합 관광을 오는 경우도 많기 때문이다. 이때 각각의 통역사가 있기보다는 편의상 한 사람이 전 과정을 관리하는 가이드를 하면서 여러 가지 통역사의 역할을 겸하게 되는 경우가 많다. 물론 규모가 커지고 전문적일수록 직역이 나눠진다. 의료 분야, IT분야, 법률 분야, 건설 분야 등 전문지식이 필요한 분야를 전문으로 활동하는 통역사들도 있다. 아무리 언어를 잘 하는 사람이라도 본인이 의사가 아닌 한 의사들이 복잡한 의학 용어나 개념을 사용해가면서 하는 말을 그대로 이해해서 통역을 할 수는 없다. 따라서 그 분야의 전문 지식을 사전에 숙지하여 적시적소에 사용할 수 있어야 한다.

1.2 번역

번역은 어떤 언어로 된 글을 다른 언어로 옮긴다는 뜻으로 한자로는 '뒤집다'의 뜻이 있는 飜(번)과 '풀이하다'의 뜻이 있는 译(역)의 조합어다. 영어 동사 translate는 라틴어(拉丁语) translatio에서 왔으며 원래의 뜻은 '옮기다'이나, 의미가 확장되어 이식, 번역 등의 뜻도 갖게 되었다. 글이 아니라 말을 옮기는 것은 통역이라고 한다. 번역의 1차적인 목적은 원문과 번역문이 동등한 관계, 즉, 똑같은 의미를 갖게 만드는 것이라 할 수 있다.

번역은 여러 가지 종류가 존재하는데, 원문의 언어(출발어) 구조를 더 존중하느냐, 번역문의 언어(도착어)의 언어 구조를 더 존중하느냐에 따라 직역과 의역 둘로 나눌 수 있다. 또한 원문의 손상 정도에 따라 완역, 경개역, 축역으로 구분할 수 있으며, 원문의 언어에서 바로 번역했느냐, 아니면 원문의 번역문을 또 번역했느냐에 따라 원전 번역과 중역으로 나눌 수 있다. 이 중 어떤 번역의 형태가 가장 옳느냐는 아직도 뜨거운 논쟁거리다. 상황에 따라 직역, 혹은 의역이 더 어울리는 경우가 있기 마련이다. 또한 전체 모두를 완역하기보다는 발췌역이 적합한 때도 있다. 그리고 원문의 언어를 이해하는 번역자가 희귀하거나 없다면 출발어를 힘들게 익히는 것보다 중역이 더 나을 수도 있다. 이를 잘 구분하려면 원문의 저자, 번역문을 읽을 독자층, 글의 종류,

글의 목적, 각 언어권 문화의 상이함 정도, 시대상을 충분히 고려하여야 한다.

번역 과정은 기본적으로 세 단계를 거친다고 볼 수 있다.

① 출발어로 작성된 글을 해독하고 이해하기
② 1차 번역(초벌 번역)
③ 결과물을 도착어의 구조에 맞게 구성하기

번역자는 일단 원문을 단순히 읽는 게 아니라 의식적이면서도 다양한 기법으로 해석하고 글이 갖는 특성(글의 주제와 종류, 글의 작성 목적, 글이 작성된 시기, 작가의 이력과 성향, 번역문을 읽을 대상 독자층)을 분석해야 한다. 즉, 유창한 구화가 가능한 정도를 넘어서, 출발어의 문법, 관용어와 특이점, 출발어를 사용하는 문화권과 사회에 대한 깊은 이해가 필요하다.

번역은 글이니만큼 읽는 사람이 만족하려면 작가에 준하는 글쓰기 실력이 갖추져야 한다. 단순히 어떤 언어로 말만 잘한다고 그 언어로 글을 잘 쓰는 것은 아니다. 일견 간단해 보이는 번역에도 머리를 쥐어뜯어야 할 정도로 복잡한 사고 과정이 자리잡을 수 있는 것이다. 외국어나 번역에 대한 이해가 부족한 사람들은 이런 과정을 간단하게 '그냥 외국어로 바꾸면 되는 거 아니야'라고 쉽게 생각할 수 있지만 인간의 감성과 사고를 담는 언어란 매우 주관적이고 모호한 것이어서, 단순한 치환, 등가교환이 가능한 게 아니다.

번역을 잘 하려면 도착어 실력도 뛰어나야 한다. 외국어 문장을 보고 이게 무슨 뜻인지는 아는데 정작 옮기려면 적절한 느낌을 지닌 단어를 선택하는 게 굉장히 힘들다는 걸 번역 해본 사람이라면 알게 된다. 텍스트 전체의 내용과 그 배경, 의미, 미묘한 뉘앙스(細微差別, nuance)를 모두 고려해야 하므로 모어에 대한 광범위한 지식도 필요하다. 또한 외국어에서 모어 번역 뿐만이 아니라 모어에서 외국어 번역도 할 줄 알아야 한다. 이에 번역이라는 것은 단순히 외국어 실력 뿐만이 아니라 각 나라의 관습, 문화, 역사 및 관련 분야 지식에도 능통해야 하고 언어유희는 물론 직역과 의역을 동시에 능숙하게 다뤄야 하며, 때때로 의역을 넘어서는 번역도 있기 때문에 비교적 고된 작업이라고 할 수 있다.

번역에서 '직역이냐 의역이냐'의 문제는 전문가들에게 있어서는 사실상 큰 의미가 없다. 이는 제대로 된 번역이란 직역과 의역 사이의 균형점을 찾는 어려운 작업이며, 대체로 날림 번역일수록 직역이나 의역 어느 한쪽으로 쏠리기 마련이기 때문이다. 번역에 대한 오해에 빠진 비전문가, 실력 없고 불성실한 역자의 번역은 강한 직역 혹은 강한 의역이 되는 경향이 있다. 다시 말해 대충 번역하면 자연스럽게 직역이나 의역이 되는 경우를 누구나 체험할 수 있다. 하지만 고민하고 노력할수록 직역과 의역에 얽매이지 않은 정역(正译)이 된다.

정역의 기본 원칙을 제시하자면 다음과 같이 말할 수 있다.

① 원문의 의미와 문장 요소를 될 수 있으면 모두 옮겨야 한다(함부로 더하거나 빼서는 안 된다).

② 원문의 길이에 맞춰 되도록 짧게 번역해야 한다(이는 특히 영한번역에서 두드러진다).

③ 도착어의 감각에 맞게 자연스러워야 한다.

위의 ①과 ②는 직역의 요소라 할 수 있으며, ③은 의역의 요소라 할 수 있다. 이에 올바른 번역이란 의역과 직역의 정신을 모두 담아내는 일이라 말할 수 있을 것이다.

2. 의료 제도

의료제도는 국가가 국민 보건을 위하여 마련하고 있는 의료 관련 제도로 의료의 적정을 기하고 국민의 건강을 보호, 증진함을 목적으로 한다. 한국의 의료법은 1951년 9월 25일 공포되어 의료인, 의료기관, 의료행위에 관한 규율을 중점으로 구성해 놓고 있다.

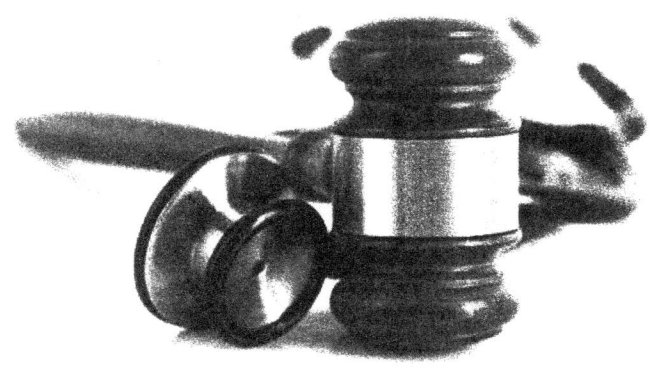

2.1 의료법

의료법은 의료인, 의료기관, 의료행위에 관하여 규율하는 기본법이다. 1951년 9월 25일 '국민의료법'이라는 제명(书名, 標題名)으로 공포되어 같은 해 12월 25일부터 시행되었으나, 1962년 3월 20일 지금의 제명으로 개정되었다.

의료법은 본문 제1장 총칙, 제2장 의료인(자격과 면허, 권리와 의무, 의료행위의 제한, 의료인 단체), 제3장 의료기관(의료기관의 개설, 의료법인, 의료기관 단체), 제4장 신의료기술평가, 제5장 의료광고, 제6장 감독, 제7장 삭제, 제8장 보칙, 제9장 벌칙 등으로 구성되어 있다.

의료인은 소정의 교육과정을 이수하거나, 해당 면허에 준하는 외국 면허를 취득한 후, 국가시험에 합격하여 보건복지부 장관의 면허를 받아야 하는 것으로 되어 있다. 다만, 다음과 같은 경우에 한해서는 의료인이 될 수 없거나 의료인 자격이 취소된다.

① 정신질환자(다만 전문의가 의료인으로서 적합하다고 인정되는 자는 제외)
② 마약·대마·향정신성의약품 중독자
③ 피성년후견인(監护人)·피한정후견인
④ 의료법위반죄 또는 다음 죄로 금고 이상의 형을 선고받고 그 형의 집행이 종료되지 아니하였거나 집행을 받지 아니하기로 확정

되지 아니한 자
  - 허위진단서 등의 작성죄 또는 행사죄
  - 낙태(墮胎)의 죄
  - 업무상 비밀 누설죄
  - 사기죄(허위 진료비 청구)
  - 의료 보건에 관한 법률 위반죄
  - 마약류 관리에 관한 법률 위반죄
  - 약사법 위반죄
  - 「모자보건법(母子保健法)」 위반죄

이에 의료인이라 함은 보건사회부장관의 면허를 받은 의사, 치과의사, 한의사, 조산사(接生员) 또는 간호사를 말한다. 의료인 면허 취득을 위해서는 의사, 치과의사, 한의사, 조산사 또는 간호사 국가시험을 치뤄야 하며, 상술한 결격 사유 외에도 다음 어느 하나에 해당할 경우에도 면허를 취소할 수 있다.

① 자격 정지 처분 기간 중에 의료행위를 하거나 3회 이상 자격 정지 처분을 받은 경우 〈2년〉

② 면허 조건을 이행하지 아니한 경우 〈1년〉

③ 면허증을 빌려준 경우 〈2년〉

④ 일회용 주사 의료용품을 재사용하여 사람의 생명 또는 신체에 중대한 위해를 발생하게 한 경우 〈3년〉

의료인은 리베이트(回扣, rebate)와 같은 부당한 경제적 이익 취득을 금하고 있으며 무면허 의료 행위, 사칭금지, 금품제공 등도 엄격히 금하고 있다.

리베이트란 상품을 사거나 서비스를 이용한 소비자가 표시가격을 완전히 지급하면, 공급자가 그 지급액의 일부를 소비자에게 돌려주는 상환제도이다. 외국에서는 고가의 물건을 사면 "리베이트로 얼마를 돌려 드립니다!" 라는 식의 문구를 많이 찾아볼 수 있다. 그러나 한국에서는 2010년 11월 29일부터 리베이트 쌍벌제가 시행되고 있다. 이에 따라 의사와 약사가 리베이트를 받다가 적발되면 2년 이하의 징역을 살거나 3,000만원 이하의 벌금을 내야 한다.

 의료인이 아니면 의사, 치과의사, 한의사, 조산사 또는 간호사 명칭이나 이와 비슷한 명칭을 사용하지 못한다. 대개 간호조무사와 간호사 사이에서 일어나는 문제로 간호조무사가 명함이나 언론 인터뷰 등에 'OOO 간호사' 등으로 표기하고 다니면 처벌대상이 된다. 수의테크니션(动物保健技师, Animal Health Technician)(동물병원에서 진료보조)을 동물간호사라 부르지 못하는 것도 이 조항의 영향이다.

 의료인 뿐만 아니라 누구라도 본인 부담금을 면제하거나 할인하는 행위, 금품 등을 제공하거나 불특정 다수인에게 교통편의를 제공하는 행위 등도 불법행위이다. 다만, 다음 각 호의 어느 하나에 해당하는 행위는 할 수 있다.

 ① 환자의 경제적 사정 등을 이유로 개별적으로 관할 시장·군수·구청장의 사전승인을 받아 환자를 유치하는 행위

 ② 국민건강보험 가입자나 피부양자가 아닌 외국인(보건복지부령으로 정하는 바에 따라 국내에 거주하는 외국인은 제외한다)환자를 유치하기 위한 행위

 위법 행위에 대한 몇 가지 예를 살펴보면 다음과 같다.

 ① 상담 후 장미꽃과 휴대용 향수케이스 제공: 위법.

 ② SNS를 이용해 게시글을 공유한 자에게 미백 시술권 제공: 위법.

 ③ 진료비 포인트 적립: 위법.

 ④ 비급여 진료비용 할인: 위법.

 ⑤ '연간 2회 이상 스케일링(洗牙, scaling)을 받을 시 0원' 광고

예시: 대상 환자와 기간을 한정하지 않고 원가 이하로 할인 폭을 정해 무료로 진료할 시 위법.

⑥ 리베이트: 의료인이 자신의 의료기관에 환자를 소개받으며 그 대가로 진료비의 일정부분을 지급 받을 시 위법.

⑦ 교통편의 제공: 예외를 제외하고 대부분 위법.

(예외란 환자의 경제사정 등을 이유로 지방자치단체장이 사전승인을 한 경우를 말한다. 차량 이용 시 외부적 표시나 안내판이 반드시 부착되어야 한다.)

⑧ 실제 제공을 하지 않더라도 불특정 다수에게 교통편의 제공 사실을 알리는 행위: 위법.

⑨ 의료기관에서 쿠폰을 발행해 환자 유인이 이루어진 경우: 위법.

의료기관이라 함은 의료인이 공중 또는 특정 다수인을 위하여 의료·조산의 업, 즉 의료업을 행하는 장소를 말한다. 의료기관의 종류로는 종합병원, 병원, 치과병원, 한방병원, 의원, 요양병원, 치과의원, 한의원 및 조산원(助産院)으로 나누어진다.

종합병원이라 함은 의사 및 치과의사가 의료를 행하는 곳으로 입원환자 100인 이상을 수용할 수 있는 시설을 갖추어야 한다. 그리고 진료과목이 적어도 내과, 일반외과, 소아과, 산부인과, 진단방사선과, 마취과, 임상병리과 또는 해부병리과, 정신과 및 치과가 설치되어 있어야 한다. 그리고 각 과마다 필요한 전문의를 갖춘 의료기관을 말한다.

병원, 치과병원, 한방병원이라 함은 의사, 치과의사, 한의사가 각각 그 의료를 행하는 장소로 입원환자 30인 이상을 수용할 수 있는 시설을 갖춘 의료기관(단, 치과병원의 경우 그 입원시설의 제한을 받지 않는다)을 말한다.

의원, 치과의원, 한의원이라 함은 진료에 지장이 없는 시설을 갖춘 의료기관으로서 병원보다 규모가 작은 것을 말한다. 의료인은 의료행위를 위하여 필요한 기구·약품 및 기타 시설 및 재료에 대하여 우선적으로 공급받을 권리를 가지고, 진료 또는 조산의 요구를 받은 때에는 정당한 이유 없이 이를 거부하지 못한다.

2.2 건강보험

한국은 소득 및 재산 등에 따라 매달 일정 금액의 보험료를 납부하는 건강보험제도를 실시하고 있다. 건강보험에 가입하면, 아프거나 출산할 때 저렴한 비용으로 의료기관을 이용할 수 있다. 또한 정기적으로 건강검진을 받을 수 있다. 한국의 모든 국민은 건강보험에 가입하여야 하되, 의료급여 수급자는 제외하고 있다.

건강보험 가입자는 직장가입자와 지역가입자로 구분된다. 모든 사업장의 근로자 및 사용자와 공무원 및 교직원은 직장가입자가 된다. 직장가입자에 의하여 주로 생계를 유지하는 자로서 건강보험법 시행규칙에서 정한 부양요건과 소득요건이 모두 충족하는 경우 직장가입자 신청에 의하여 피부양자가 될 수 있다.

직장가입자와 그 피부양자를 제외한 자는 지역가입자가 된다. 직장가입자의 경우 회사에서 받는 보수에 대한 보험료는 회사가 보험료의 50%, 나머지 50%는 본인이 부담하며, 보수를 제외한 별도의 소득이 7,200만원을 초과하는 경우 보험료율의 50%를 적용한 보험료를 본인이 전액 부담한다.

건강보험 가입자가 병원에서 진료를 받으면, 국민건강보험공단에서 진료비 중 일부를 부담하므로, 병·의원, 한의원에서 진찰이나 치료를 저렴하게 받을 수 있다. 단 진찰, 치료비용의 일부는 본인이 부담한다. 또한 건강검진의 혜택을 받는다. 건강검진은 연령에 따라 차이가 있지만, 보통 2년마다 한 번씩 받는다.

건강보험 가입 대상 외국인은 건강보험 적용 사업장에 근무하는 자와 공무원·교직원으로 임용 또는 채용된 자는 직장가입자가 된다. 외국인등록을 한 자로서 직장가입자와 피부양자에 해당되지 않는 경우에는 신청에 따라 지역가입자가 된다. 지역가입자는 국민건강보험법 시행규칙 별표9에 해당하는 체류자격을 유지해야 하며, 국내에 3개월 이상 거주한 외국인에 한하여 신청할 수 있다. 다만, 국내에 3개월 이상 거주하지 아니한 외국인이라도 유학·결혼이민의 사유로 3개월 이상 거주할 것이 명백한 자는 건강보험에 가입할 수 있다.

건강보험 가입 방법은 일반적으로 다음과 같은 3가지 방식으로 분류된다.

① 직장에 다니는 배우자가 건강보험에 가입되어 있는 경우
- 배우자의 건강보험에 피부양자로 등록하면 된다.
- 필요한 서류는 피부양자 자격취득신고서, 외국인등록증 사본, 가족관계증명서이다.

② 외국인이 직장에 다니는 경우
- 외국인이 건강보험 적용 사업장에 근무하면 건강보험에 가입이 된다.
- 회사는 국민건강보험공단에 외국인등록증 사본과 필요한 서류를 제출해야 한다.

③ 한국인 배우자와 외국인이 모두 직장에 다니지 않는 경우
- 자영업자나 일용직 등에 종사하는 등 직장에 다니지 않는 경우는 지역건강보험에 가입하면 된다.
- 가입 방법은 거주지 관할 국민건강보험공단 지사를 방문하여, 외국인등록증 사본과 신청서를 제출하면 된다.

보험료 납부 방법은 일반적으로 아래의 2가지 방식으로 분류된다.

① 직장가입자

- 매월 가입자에게 지급되는 월급에서 미리 공제하여 사용자가 납부한다.

- 직장가입자의 경우 회사에서 받는 보수에 대한 보수월액보험료(사용자와 근로자 본인 50%씩 부담)는 매월 가입자에게 지급되는 월급에서 미리 공제하여 사용자가 납부하며, 보수를 제외한 종합소득(7,200만원 초과 시)에 대한 소득월액보험료(본인 전액 부담)는 개인이 납부한다.

② 지역가입자

- 외국인인 경우 해당 월의 보험료를 그 직전 월 25일까지 납부한다(단, 자격의 소급취득으로 발생되는 보험료는 최초보험료에 합산부과한다).

- 체류자격이 F1, F2, F5, F6인 국내 영주 외국인은 내국인과 동일한 보험료 부과기준으로 다음달 10일까지 납부한다.

유의할 점은 건강보험 가입이 가능한 체류자격이 있을 경우 체류자격이 결혼이민(F-6)이 아니더라도 배우자임이 확인될 시 내국인 세대에 합가 신청하여 내국인 부과 기준으로 매월 납부할 수 있다는 점이다.

좀 더 구체적인 건강보험료, 자격요건, 혜택 등에 대한 정보는 국민건강보험공단 홈페이지를 이용하거나, 대표전화(☎1577-1000) 또는 외국어(영어, 중국어, 베트남어) 상담전화(☎033-811-2000)를 통해 안내 받을 수 있다.

3. 의료 관광

　의료 관광은 개인이 자신의 거주지를 벗어나 다른 지방이나 외국으로 이동하여 현지의 의료기관이나 요양기관, 휴양기관 등을 통해 본인의 질병을 치료하거나 건강의 유지, 회복, 증진 등의 활동을 하는 것으로 본인의 건강상태에 따라 현지에서의 요양, 관광, 쇼핑, 문화체험 등의 활동을 겸하는 것을 의미한다.

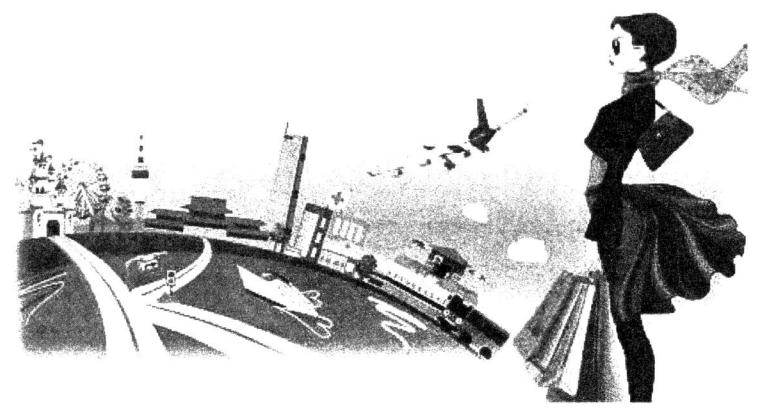

3.1 의료 관광 정책

한국은 2008년 이명박(李明博) 정부 출범 후 대한민국의 차세대 신성장동력산업(고부가가치 창출 사업)으로 Global Healthcare 산업(의료관광사업/외국인환자유치사업)을 선정하였고, 2009년 5월 1일 의료법 개정을 통해 외국인 환자의 국내 병원 유치활동이 가능해졌다. 과거 의료법 상에는 영리를 목적으로 환자를 의료기관이나 의료인에게 소개, 알선, 유인하는 행위가 금지되어 있었다.

이에 따라 지방 정부를 중심으로 한 의료 관광 활성화 정책이 추진되었으며 의료관광 전문 인력 양성 지원, 선도 의료 기관 지원, 의료 관광 관련 지식·정보 공유 및 확산을 위한 학술 행사, 의료 관광 해외 마케팅 및 홍보 활동, 외국인 환자 유치현황 등 통계 관리, 의료 관광 유치 안내 센터 설치·운영, 의료 관광 상품 개발 및 국·내외 의료 관광 네트워크 구축 등이 실시되었다.

이어, 이용자가 직접적으로 의료관광을 편안하게 즐길 수 있도록 코디네이터(Coordinator) 제도를 도입하여 2011년 보건복지부 소관 자격 국제의료관광코디네이터를 신설하였다. 코디네이터는 일정 자격 요건과 교육 이수 후 외국어가 능통한 사람을 고용하는 것을 의미한다. 전문 교육에 의한 상당 수준의 의료 지식과 능숙한 외국어로 의료기간 실무자와 관광객 간의 공감대를 형성할 수 있도록 한 조치였다.

> '국제의료관광코디네이터' 응시 자격
> 국가기술자격법시행규칙 제5조3항 별표5
> ※ 공인 어학 성적 기준요건을 충족하고, 다음 각 호의 어느 하나에 해당하는 사람
> - 보건의료 또는 관광분야의 학과로서 고용노동부장관이 정하는 학과(이하 "관련학과"라 한다)의 대학졸업자 또는 졸업예정자
> - 2년제 전문대학 관련학과 졸업자 등으로서 졸업 후 보건의료 또는 관광분야에서 2년 이상 실무에 종사한 사람
> - 3년제 전문대학 관련학과 졸업자 등으로서 졸업 후 보건의료 또는 관광분야에서 1년 이상 실무에 종사한 사람
> - 비관련학과의 대학졸업자로서 졸업 후 보건의료 또는 관광분야에서 2년 이상 실무에 종사한 사람
> - 비관련학과의 전문대학졸업자로서 졸업 후 보건의료 또는 관광분야에서 4년 이상 실무에 종사한 사람
> - 관련자격증(의사, 간호사, 보건교육사, 관광통역안내사, 컨벤션기획사 1·2급)을 취득한 사람

이에 따라 의료 관광 연계 전문가가 육성되는가 하면 2016년에는 '의료해외진출 및 외국인환자유치 지원에 관한 법률'도 제정됨으로써 의료 관광 활성화를 위한 다양한 지원 정책이 탄력을 받을 수 있게 되었다.

3.2 의료 관광 코디네이터

국제의료관광코디네이터(International Medical Tour Coordinator)는 외국인 환자를 위해 국내 입국에서 출국까지 원무, 의료상담, 진료지원, 관광 등 의료 및 관광서비스를 총체적으로 제공하는 전문가를 말한다.

국제의료관광코디네이터는 2009년 5월 의료법 개정을 통해 해외 외국인 환자의 국내 병원 유치활동을 허용하게 됨으로써 그 동안 민간자격시험으로 시행되어 오던 '의료관광 전문 코디네이터'를 2011년 보건복지부 소관 자격 종목(국가자격시험)인 '국제의료관광코디네이터'로 신설된 명칭이라고도 말할 수 있다.

국가 자격으로의 시험은 2013년부터 시행되었으며, 시험을 위해서는 고급 수준의 공인 어학 성적과 전공 졸업자 또는 관련 경력자라는 조건이 부여되어 있다. 인정되는 어학 성적에는 영어 TOEIC 700점 또는 TEPS/FLEX 625점 이상, 일본어 JPT 650점 이상, 중국어 HSK 5급 이상, 러시아어/태국어/베트남어/말레이시아어/인도네시아어/아랍어 FLEX 700점 이상 등이다. 전공 졸업자 또는 관련 경력자 조건에는 관광분야의 경우 관광가이드, 컨벤션기획, 관광상품 모객 및 개발, 여행사 상담원 등으로 한정되어 있으며 의료분야에는 병원 코디네이터 업무, 의료인(의사, 치과의사, 한의사, 조산사, 간호사)의 업무, 의료인을 보조해주는 업무로 한정되어 있다.

시험은 필기시험(객관식 5개 과목: 보건의료 관광행정, 보건의료 서비스지원관리, 보건의료 관광 마케팅, 관광서비스지원관리, 의학 용어 및 질환의 이해) 및 실기시험(필답형 1개 과목: 보건의료관광 실무) 모두 평균 60점 이상일 경우에만 합격증을 부여하고 있으며 국내 모든 병원에서 외국인 환자를 유치할 수 있게 됨에 따라 의료관광코디네이터에 대한 수요는 꾸준히 증가하는 추세라 할 수 있다.

Ⅱ. 의료 통번역 - 실전편

1. 병원 접수

병원에 처음으로 방문하는 경우 건강보험 가입여부를 확인하기 위하여 건강보험증과 여권 또는 주민등록증을 지참하여야 한다. 만약 한국에 장기체류(長期居住)하면서 건강보험에 가입된 상태라면 어느 병원에서나 건강보험 가입 여부를 확인할 수 있으나 그 또한 본인 확인을 위해 신분증 지참은 필수라고 할 수 있다.

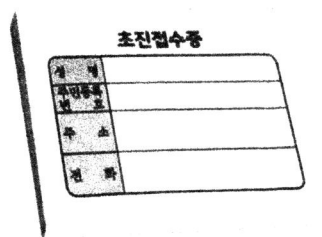
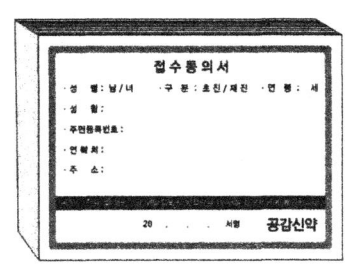

1.1 진료 예약

　병원 진료의 경우 평일에는 9시에서 오후 6시까지, 토요일에는 9시에서 오후 1시까지 하는 경우가 많으나 예약 없이 내원할 경우 진료를 못 받게 되거나 대기시간이 길어질 가능성이 높다. 이에 가능하다면 진료 예약을 통해 예약 시간 전 수납창구에서 진찰료를 수납하고 해당 진료과로 진료를 받는 것이 상호 간 편리한 방법이라고 할 수 있다.

　가: 안녕하세요. 한국 국제 종합 병원입니다.
　나: 네, 안녕하세요. 진료 예약 좀 하려고 하는데요?
　가: 네, 진료 예약을 하려고 하시는 군요. 혹시 저희 병원에 오신 적 있으신가요?
　나: 네, 있습니다. 6개월 전쯤에 사랑니(智齒 , 智牙) 치료로 방문한 적이 있습니다.
　가: 성함 좀 말씀해 주시겠습니까?
　나: 김희영입니다.
　가: 네, 김희영님… 혹시, 90년생 맞으신가요?
　나: 네, 맞습니다.
　가: 어떤 진료를 원하시나요?
　나: 치아 미백 치료를 받고 싶습니다.
　가: 네, 그러시군요. 혹시 원하시는 선생님이 있으신가요?

나: 혹시 이희철 선생님으로 진료가 가능한지 확인 좀 해 주시겠습니까?

가: 이희철 선생님이라면 내일 오후 2시에 진료 스케줄을 잡아 드릴 수 있습니다.

나: 네, 그럼 그 시간으로 잡아 주세요.

가: 연락처는 변함없이 010-1234-5678 맞으신가요?

나: 네, 맞습니다.

가: 네, 예약되었습니다. 내일 오후 2시 이전에 카운터에 오셔서 접수비 납부 및 방문 체크를 해 주시길 바랍니다.

나: 네, 알겠습니다.

가: 즐거운 하루 되시길 바랍니다. 감사합니다.

자주 사용하는 표현:

홈페이지를 통해 전화 드렸습니다.

치과/안과/내과/외과/피부과/성형외과 예약을 하고 싶어요.

무엇을 도와 드릴까요?

어디가 불편하신가요?

나이가 어떻게 되세요?

집 주소가 어떻게 되세요?

건강보험/의료보험이 있으신가요?

그렇다면 언제로 예약해 드릴까요?

언제 진료가 가능한가요?

○○○선생님에게 진료 가능한가요?

1.2 방문 접수

　병원에 처음 방문할 경우 건강보험 가입여부 확인을 위한 성함, 주민등록번호, 현주소, 방문 목적(진료 요청 부분)을 포함한 진료신청서를 작성하거나 해당 사항을 묻는 경우가 많다. 만약 재진료 또는 재방문이라면 성함과 출생년도 정도만 말하고 순번에 따라 진료를 대기하면 된다.

　가: 안녕하세요. 예약하고 오셨나요?
　나: 아니요. 첫 방문입니다.
　가: 네, 그러시군요. 그럼 진료신청서를 작성해 주시겠습니까?
　나: 진료신청서는 어디에 있죠?
　가: 네, 진료신청서는 뒷편 책상 위에 있습니다.
　나: 주소를 정확히는 모르는데 모두 기입해야 하나요?
　가: 주소는 신원 확인을 위한 참고사항이라 아시는 부분까지만 적으시면 됩니다.
　나: 여기, 다 적었습니다.
　가: 신분증과 건강보험증 좀 제시해 주시길 바랍니다.
　나: 여권을 제출해도 괜찮죠?
　가: 네, 괜찮습니다.
　나: 여기 있습니다.
　가: 목 부위를 움직이지 못할 정도로 아프신 걸로 접수하셨네

요? 맞나요?

나: 네, 맞습니다.

가: 통증이 있은지는 얼마나 되었나요?

나: 3일 정도 되었습니다.

가: 혹시, 원하시는 특정 전문의 진료가 있으신가요?

나: 네, 이재영 의사 선생님의 진료를 원합니다.

가: 네, 특정 전문의 진료는 접수비가 5만원인데 괜찮으시겠어요?

나: 괜찮습니다.

가: 네, 그럼 외과 전문의 이재영 의사 선생님으로 접수 도와 드리겠습니다. … 접수증 여기에 있습니다. 우선 수납처에 가서 진료 수속비를 납부해 주시고, 각 복도 및 공지 게시판을 통한 진료 안내 방송을 확인하시길 바랍니다.

나: 수납처는 어디인가요?

가: 오른편에 3번 팻말이 적혀 있는 곳입니다.

나: 네, 감사합니다. 진료를 받으려면 많이 기다려야 하나요?

가: 현재 3분이 예약대기 중이시라, 대략 45분 정도 기다리셔야 할 것 같습니다.

나: 짧은 시간은 아니군요.

가: 예약을 하고 오신다면 시간을 좀 줄이실 수 있을 것입니다.

나: 네, 다음에는 그렇게 해야겠네요. 감사합니다.

자주 사용하는 표현

접수 예약을 도와 드리겠습니다.

전문의 진료 상담을 원하십니까?

어느 진료과 의사 선생님을 보고 싶으세요?

비용은 얼마나 드나요?

얼마나 오래 걸리나요?
현금으로 지불하시겠습니까?
신용카드로 지불하시겠습니까?
얼마를 지불해야 하나요?
중국 사회보험이 적용되나요?
비용을 지불한 뒤 보험회사에 청구할 수 있습니다.

2. 병원 진료

　병원 진료는 의사의 진찰에서부터 환자가 완치 후 퇴원 수속을 밟는 절차를 모두 포함하는 개념이다. 진료의 특징에 따라서는 일반진료, 심야진료, 응급진료 등으로 분류할 수 있으며, 진료 과목에 따라서는 내과 진료, 외과 진료, 피부과 진료, 성형외과 진료, 신경내과 진료, 치과 진료, 안과 진료, 소화기내과 진료, 부인과 진료 등으로 구분할 수도 있다.

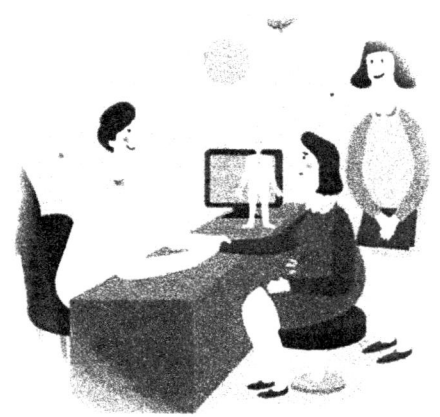

2.1 진료 상담

    의사는 진찰을 통해 환자의 건강이나 질병을 진단하기에 앞서 환자나 보호자에게 질문을 통해 병력에 관한 자료를 얻는 경우가 많다. 이는 이를 통해 환자의 병 상태, 범위, 성질 등을 이해할 수 있는가 하면, 환자의 병을 치료하거나 개선하는데 도움이 되기 때문이다. 이에 의사라면 발열, 통증, 기침, 가래 등은 있는지, 증상에 따르는 분비물이나 구토물이 있는지, 그리고 그 양은 얼마나 되는지를 통해 환자의 건강 상태를 파악할 수 있어야 한다.

  가: 어디가 많이 아프십니까?
  나: 허리가 굉장히 아픕니다.
  가: 언제부터 그런 증상이 나타났습니까?
  나: 3개월 정도 된 것 같습니다.
  가: 천천히 증상이 나타난 것 같습니까? 갑자기 증상이 나타난 것 같습니까?
  나: 3개월 전 갑작스럽게 나타난 후 최근 심해졌습니다.
  가: 또다른 아픈 곳은 없습니까?
  나: 왼쪽 다리도 조금 아픕니다.
  가: 외상을 입은 적은 없습니까?
  나: 네, 있습니다. 3년 전에 외상을 입은 적이 있습니다.
  가: 어떤 외상을 입었었습니까?

나: 대퇴골(大腿骨)이 골절(骨折)된 적 있습니다.

가: 이전에 복용(服用, 服药)하셨던 약이 있습니까?

나: 있습니다. 3개월 전까지 항생제(抗生剂)를 복용했었습니다. (없습니다.)

가: 그 외에 다른 불편하신 곳이 있습니까?

나: 다른 곳은 괜찮습니다.

가: 혹시 특정 약에 과민반응(过敏反应)이 있습니까?

나: 네, 페니실린(青霉素)에 과민반응이 있습니다. (아니요, 없습니다.)

자주 사용하는 표현

담배를 피우십니까?

하루에 몇 개피를 피우십니까?

평소 술을 마십니까?

한 달에 몇 번 술을 마시며 주량은 어떻게 됩니까?

운동을 규칙적으로 하십니까?

1주일에 몇 번, 몇 시간씩 운동을 하십니까?

월경은 규칙적입니까?

왼쪽으로/오른쪽으로 누워 주세요.

숨을 참으세요.

심호흡 하세요.

2.2 진료 과목

   대형종합병원의 경우 진료 상담원을 통해 환자의 치료에 가장 적합한 진료 과목을 배정하는 경우가 많다. 다만, 전문의의 추천을 받아 진료 과목이 배정되었다면 별도의 상담 비용이 부과되는 경우도 있다.

가: 안녕하세요. 한국종합병원입니다.
나: 안녕하세요. 내과 진료를 받고 싶습니다.
가: 저희 병원에 처음 방문이신가요?
나: 네, 처음 방문합니다.
가: 혹시, 예약은 하셨나요?
나: 30분 전 전화를 통해 예약했습니다.
가: 접수번호가 몇번인가요?
나: N2101번입니다.
가: N2101번, 차혜리님 맞으신가요?
나: 네, 맞습니다.
가: 건강보험증과 신분증 좀 제시 부탁드립니다.
나: 여기 있습니다.
가: 본인은 환자분과 어떻게 되시나요?
나: 코디네이터입니다.
가: 잠시만요. … 내과 진료 2시로 접수 확인되었습니다. 안내해

드리겠습니다. 이쪽입니다.

   나: 감사합니다.

진료 과목과 관련된 용어
내과(内科)
소화기내과(消化器内科)
호흡기내과(呼吸器内科)
순환기내과(心血管内科)
신장내과(心脏内科)
외과(外科)
신경외과(神经外科)
흉부외과(胸部外科)
성형외과(整形外科)
정형외과(骨科)
흉부심장혈관외과(胸部心脏血管外科)
소아과/소아청소년과(少儿科/少儿青少年科)
산부인과(产妇人科)
가정의학과(家庭医学科)
응급의학과(应急医学科)
영상의학과(映像医学科)
방사선과(放射线科)
임상병리과(临床病理科)
해부병리과(解剖病理科)
재활의학과(康复医学科)
스포츠의학과(运动医学科)
진단검사의학과(诊断检查医学科)

안과(眼科)

이비인후과/이빈후과(耳鼻咽喉科)

치과(齒科)

피부과(皮肤科)

비뇨기과(泌尿器科)

정신과(精神科)

신경과(神经科)

마취통증학과(麻醉痛症学科)

한의학과(韩医学科)

3. 호흡기내과 진료

인체 내에서 호흡기(呼吸器)는 외부에서 들이마신 공기가 진행하는 기관인 기관지와 폐로 구성되어 있다. 이에 호흡기내과(呼吸器內科, pulmonology)에서는 기관지, 폐장 그리고 폐를 둘러싸고 있는 흉막에 발생한 질환을 다루게 된다.

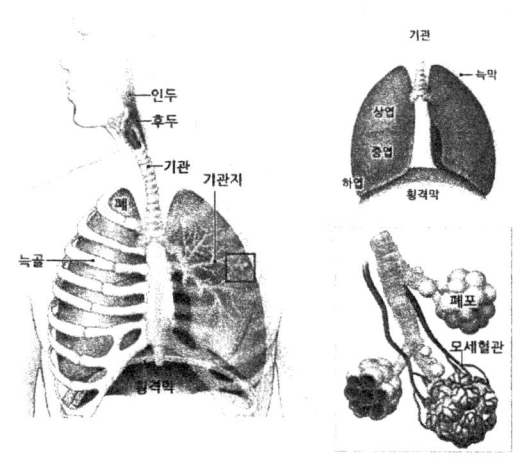

〈호흡기관〉

3.1 관련 지식

호흡기내과는 질병 발생 부위에 따른 구분보다는 중요 질환을 중심으로 구분하여 진료하고 연구하는 추세이다.

몇몇 중요 질환에 대해 살펴보면 다음과 같이 분류할 수 있다.

(1) 호흡기감염 질환

호흡기내과에서 진단과 치료가 이루어지는 호흡기감염 질환으로는 다음과 같은 질환이 있다.

① 감기

의학적으로 감기는 주로 급성 바이러스성 비인두염(鼻咽炎)을 지칭하며 성인의 경우 평균 1년에 2~4회 정도, 아동의 경우 1년에 12회까지 걸리기도 하는 매우 흔한 병이다. 증상은 주로 재채기(喷嚏), 콧물(鼻涕), 코의 울혈(郁血, 充血) 등의 국소 증상(局部症狀)이 나타나고 전신 증상은 드물다. 감기는 특별한 치료법이 없고 증상에 대한 대중요법 정도만 가능하므로 1차 진료 수준에서 진료가 가능한 병이다. 대부분의 감기 증상은 일주일 이내에 사라지는데 일주일 이상 증상이 지속될 시에는 감기 증상과 유사하게 시작하는 다른 중증 질환의 가능성이 있으므로 전문의의 진료가 필요하다.

② 인플루엔자(流行性感冒, 流感, Influenza)

인플루엔자는 인플루엔자바이러스에 의해 발생하는 감염병으로 대부분은 호흡기에 감염을 일으키지만 호흡기 이외의 다른 장기에 감염을 일으키기도 한다. 원인 병원체가 감기와는 다르며 코, 비강 (鼻腔), 인후두부(咽喉, 喉咽)와 같은 상기도는 물론이고 기관지, 폐 등의 하기도 감염도 일으킬 수 있다. 증상으로는 발열(发热, 生热)과 오한(发冷, 恶寒), 두통(头痛, 头疼), 몸살(劳疾, 积劳成疾), 근육통(肌肉酸痛) 등의 전신 증상이 특징적으로 나타난다. 인플루엔자는 그 자체의 감염병도 문제지만 호흡기 점막(黏膜) 손상 등으로 호흡기 방어력이 약해진 상태에서 이차적으로 세균 감염이 일어날 수 있어 폐렴 등이 발생한 경우에는 매우 위험하게 된다. 때문에 인플루엔자가 의심이 되는 경우에는 초기에 적절한 진단과 치료를 받는 것이 증상의 지속 기간과 합병증(并发症)을 예방하는 데 많은 도움이 된다.

③ 기관지염(支气管炎, 气管炎)

기관지염은 보통 급성(急性)기관지염과 만성(慢性)기관지염으로 구분한다. 급성기관지염은 주로 바이러스감염에 의해서 발생하지만 일부 세균감염에 의해서도 발생할 수 있다. 기침(咳, 咳嗽)과 가래(痰)가 주증상이며 열은 대체로 동반하지 않는다. 감기와 비슷하게 대부분은 자연적으로 회복되기 때문에 증상에 대한 대증요법 이외에 특별한 치료가 필요 없다. 만성기관지염은 가래가 나오는 기침이 1년에 3개월 이상 지속되고 이런 증상이 2년 이상 연속적으로 나타날 때 진단할 수 있는 호흡기 질환이다. 심해지면 폐기능이 저하되어 호흡곤란을 느끼게 될 수 있다. 흡연이 가장 중요한 원인이며 대기 및 직업적 환경오염, 반복적인 호흡기 감염, 유전적 요인 등에 의해서도 만성기관지염이 발생할 수 있다. 만성기관지염은 한번 발생하면 정상으로 회복되지 않는 비가역성(不可逆性) 호흡기 질환이므로, 더 이상 병이 진행하지 않도록 유지시키고 증상이 발생했을 때 호전시키는 방향으로 치료가 이루어진다.

④ 폐렴(肺炎)

폐렴은 폐에 발생한 감염증이다. 폐렴을 일으키는 원인 병원체는 세균이 가장 많으며 세균 중에는 폐렴구균(肺炎球菌)이 가장 흔하다. 그 외에 여러 바이러스와 드물게 곰팡이균(霉菌)도 폐렴의 원인이 될 수 있다. 폐렴은 기침, 노랗거나 녹색의 가래, 흉통(胸痛), 호흡곤란, 오심(恶心), 구토(吐 , 呕吐), 오한 등의 증상이 나타나며 대부분 고열을 동반한다. 중증 폐렴의 경우 체온이 정상이면서 증상을 호소할 수 없는 혼미(昏迷 , 精神恍惚)·혼수(昏睡 , 昏迷) 등의 의식 변화만 나타나는 경우가 있어 주의를 요한다. 폐렴은 여러 구분 방식이 있으나 크게 일반 생활인에서 발생하는 지역사회 획득 폐렴과 병원 입원 상태에서 발생하는 병원 획득 폐렴으로 나눌 수 있다. 지역사회 획득 폐렴의 경우는 입원치료 없이 항생제치료를 통해 완치 가능한 경우가 많으나 중증 폐렴과 노인, 만성질환자는 입원치료가 필요한 경우도 있다. 반면 병원 획득 폐렴의 경우는 병원 내의 고도 내성균(耐药性病菌 , 抗药细菌)이 폐렴의 원인균일 경우가 많아 대부분 적극적인 입원치료가 필요하다.

(2) 만성폐쇄성폐질환(肺慢性阻塞性疾病, COPD: Chronic Obstructive Pulmonary Disease)

만성폐쇄성폐질환이란 유해한 입자나 가스의 흡입에 의해 발생하는 폐의 비정상적인 염증(炎症)반응과 이와 동반되어 가역적(可逆的)이지 않으며 점차 진행하는 기류 제한을 보이는 호흡기 질환이다. 만성폐쇄성폐질환은 기관지 끝에 달려있는 허파꽈리(肺胞)가 염증에 의해 파괴되면서 고무풍선처럼 부풀어 올라 공기 소통이 잘 되지 않으면서 숨찬 증상이 나타나는 폐기종(肺气肿)과 1년 중에 3개월 이상 기침, 가래 증상이 나타나고 최소 2년 이상 이런 증상이 나타나는 만성기관지염(慢性支气管炎) 등의 질환이 포함된 개념이며 가역적 기류 폐쇄를 보이는 기관지천식(气喘, 哮喘)과는 다른 질환이다. 증상은 기침, 가래, 운동 시 호흡곤란을 포함하며 증상의 급성악화를 자주 동반한다. 치료는 질환의 진행 억제, 증상 완화, 운동능력 향상, 건강 상태 호전, 합병증의 예방과 치료, 사망률의 감소, 치료와 관련된 부작용의 예방 또는 최소화를 목표로 진행된다.

(3) 미만성간질성폐질환(弥漫性间质性肺病, DILD: Diffuse Interstitial Lung Disease)

폐간질(肺间质, Interstitium)이란 폐포벽(肺泡壁)을 이루는 조직을 지칭하며 폐포상피세포(肺泡上皮细胞), 내피세포(内皮细胞)와 그 기저막, 이를 둘러싸는 결체조직 및 모세혈관과 림프관들을 모두 포함한다. 미만성간질성폐질환은 간질(痫, 癫痫)을 주로 침범하는 비종양성(非肿瘤性), 비감염성 질환들을 총칭하지만 이들 질환들의 대부분에서 간질뿐 아니라 그 주위의 조직과 폐포 내에도 병변이 동반된다. 환자들은 대개 흉부 X선 검사에서 양측 폐에 미만성 침윤이 관찰되어 처음으로 발견되기 때문에 미만성 침윤(浸润, 滲入, 滲透)성 폐질환으로 불리기도 하는데, 여기에는 그 예후가 다양한 여러 질환이 속해 있어서 정확한 감별진단이 필요할 뿐 아니라 속립성(粟粒性) 폐결핵(肺结核), 폐진균증(肺真菌症) 등의 감염성 폐질환(肺病)과 몇 가지 악성종양을 감별하는 것도 중요하다.

(4) 기타 질환

그밖에 과민성 폐장염(过敏性肺炎), 폐색전증(肺栓塞), 폐동맥 고혈압(肺动脉高血压), 진폐증(尘肺) 등도 호흡기내과에서 다루는 폐 관련 질환들이다.

3.2 진료 표현

가: 기침을 하십니까?
나: 네, 기침을 자주 합니다.
가: 기침 정도는 어떤가요?
나: 끊임없이 심하게 합니다.
가: 언제부터 기침이 심해지셨습니까?
나: 어제 저녁부터 심해졌습니다.
가: 기침이 처음 시작된 건 언제부터입니까?
나: 3개월 정도 된 것 같습니다.
가: 기침에 가래가 있습니까?
나: 네, 그렇습니다. 꽤 많습니다.
가: 가래는 무슨 색입니까?
나: 갈색입니다.
가: 가래에서 악취가 납니까?
나: 악취가 나는 편입니다.
가: 가래에 피가 있습니까?
나: 네, 피가 조금 있습니다.
가: 언제부터 객혈(咯血 , 咳血)을 했습니까?
나: 일주일 전부터 기침 후 피가 나오는 것 같습니다.
가: 가래를 뱉으면 가슴이 편안해집니까?

나: 조금 편안해집니다.

가: 혹시 폐렴에 걸린 적이 있습니까?

나: 네, 폐렴에 걸린 적이 있습니다.

가: 가슴 통증은 없습니까?

나: 기침할 때 가슴 통증이 있습니다.

가: 평소에 땀이 나거나 열이 자주 납니까?

나: 네, 평소에 땀을 많이 흘립니다. 생각해 보니 열도 좀 났던 것 같습니다.

가: 오한이 있지는 않았습니까?

나: 가끔 식은 땀이 나기도 합니다.

자주 사용하는 표현

가슴이 답답한 것 같습니다.

천식(喘病, 气喘)이 있습니다.

노란색 가래가 있습니다.

가래가 나오면 가슴이 편안해집니다.

기관지염을 앓고 있습니다.

만성 기관지염입니다.

엑스레이(X光照片, X光片) 사진을 찍어봐야겠습니다.

술담배를 끊으셔야 합니다.

유산소(有氧运动) 운동이 필요합니다.

알레르기성 비염(过敏性鼻炎)입니다.

4. 순환기내과 진료

 순환기(心血管)는 인체 내 산소와 영양분을 공급하는 가장 중요한 수단인 혈액을 전신으로 공급할 수 있도록 펌프질하는 심장과, 심장에서 나온 혈액을 전신으로 전달하기 위한 혈관으로 이루어져 있다. 이에 순환기내과(心血管內科, cardiology)에서는 심장, 심장에 연결된 혈관 및 심장을 싸고 있는 심낭에 발생하는 질환을 다루게 된다.

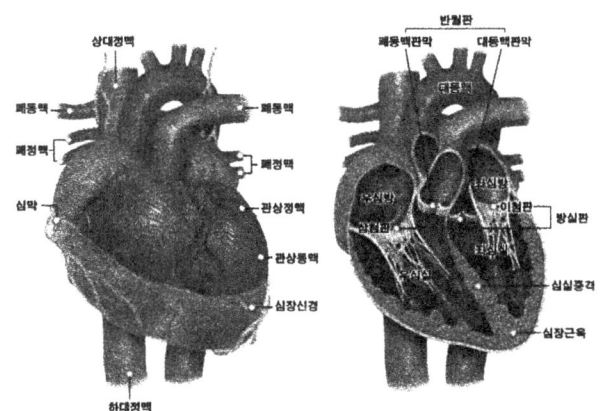

〈심장구조〉

4.1 관련 지식

순환기내과는 질병의 발생 부위에 따라 질환을 세분화하여 진료하고 연구하는 추세이다.

몇몇 중요 질환에 대해 살펴보면 다음과 같다.

(1) 관상동맥 질환

관상동맥은 심장에 산소와 영양분을 공급하는 혈관이다. 이에 관상동맥이 좁아지거나 막히게 되면 심장에 산소와 영양분이 원활하게 공급되지 못하여 심장기능에 문제가 발생하게 된다. 관상동맥 질환과 관련된 대표적인 질병에는 협심증(狹心症, 心绞痛)과 심근경색증(心肌梗塞) 등이 있다.

(2) 심장판막 질환

심장은 각각 좌심방(左心房), 좌심실(左心室), 우심방(右心房), 우심실(右心室) 등 2심방, 2심실, 4개의 방으로 구성되어 있다. 방과 실 사이에는 판막(瓣膜)이 있으며, 심장으로 들어온 혈액은 우심방 → 삼천판막 → 우심실 → 폐동맥판막(肺动脉瓣膜) → 폐동맥 → 폐정맥 → 좌심방 → 승모판막(僧帽瓣膜, 二尖瓣膜) → 좌심실 → 대동맥판막(主动脉瓣膜) → 대동맥의 과정을 거쳐 전신으로 흘러 나간다. 여기서 판막은 혈액이 역류하는 것을 막는 역할을 한다. 판막이 좁아지거나 헐거워져서 혈액이 역류하게 되면 혈액순환에 문제가 발생하게 된다. 심장판막 질환과 관련된 대표적인 질병은 승모판막

협착증(狭窄症), 승모판막 폐쇄 부전(关闭不全) 등이 있다.

(3) 부정맥(心律不齐)

심장은 동방결절(洞房结节)이라는 조직에서 형성된 전기적 신호가 근육으로 전달되어 근육수축을 통해 혈액을 외부로 내보내게 되며, 이러한 과정을 심장박동(心跳)이라고 한다. 안정 시 심장박동 수는 거의 동일한 간격으로 분당 60~100회 정도가 이루어진다. 부정맥은 이러한 심박동이 매우 느리거나 빠르거나 또는 불규칙하게 되는 것을 말하는데, 주로 심장 내 전기신호전달경로나 그 주변 부위에 이상이 생겨 발생하는 경우가 많다. 부정맥과 관련된 대표적인 질병에는 심방세동(心房颤动、心房纤颤), 상심실성 부정맥(上心室性心律不齐) 등이 있다.

(4) 심근, 심낭(心包) 질환

심장박동은 심장근육의 전기적 수축으로 일어나며 심장근육에 이상이 발생하는 경우 혈액을 전신으로 내보내는 데 장애가 생긴다. 심장은 심낭이라는 막으로 둘러싸여 있는데 심낭에 이상이 발생하는 경우 심장운동에 제약을 받아 문제가 발생한다. 심근, 심장과 관련된 대표적인 질병에는 심근병증(心肌病, 心肌病症), 심근염(心肌炎), 심낭염(心包炎) 등이 있다.

(5) 혈관 질환

심장은 전신과 혈관을 통해 연결되어 있기에 혈관의 내부가 좁아지거나 염증이 생기는 경우에는 혈액 흐름에 문제가 발생하게 된다. 혈관 질환과 관련된 대표적인 질병에는 혈전혈관염(血栓脉管炎), 동맥경화(动脉硬化, 动脉硬化症)성 동맥폐색(血管闭塞) 등이 있다.

(6) 기타 순환기 질환

질병 발생 부위를 특정하기는 어렵지만 심장과 혈관 및 혈액의 흐름과 관련하여 문제가 발생하는 경우 순환기내과에서 담당한다. 기타 순환기 질환과 관련된 대표적인 질병에는 본태성 고혈압(原发性高血压, 特发性高血压), 폐동맥 고혈압, 고지혈증(高血脂症, 高脂血症), 심장이식(心脏移植) 후 관리 등이 있다.

순환기내과에서 이루어지는 주요 검사를 살펴보면 다음과 같다.

(1) 심전도(ECG: Electrocardiogram) 검사

심박동과 관련된 전기변화를 신체 표면에서 측정하여 기록하는 검사로 심장 질환 검사 중 가장 기본이 되는 검사이다. 부정맥, 협심증, 심근경색증 등을 진단하는데 사용된다. 심전도 검사는 다시 3가지로 분류된다.

① 표준 12유도 심전도

가장 표준적인 검사 방법으로 사지유도(肢体导联) 6개와 흉부유도(胸导联) 6개에서 얻어진 총 12개의 전기흐름을 기록하는 심전도이다.

② 운동부하 심전도

러닝머신(跑步机, running machine) 위에서 점차 빠르게 걷거나 뛰면서 운동을 진행하는 동안 심전도를 모니터링하고 혈압을 재면서 하는 검사이다.

③ 활동 중 심전도 검사(홀터 모니터링, Holter monitoring)

24시간(또는 48시간) 동안 심전도 전극을 붙이고 일상생활을 하면서 수검자(受检者)의 증상과 심장 질환의 연관성을 파악하는 검사이다.

(2) 심장초음파 검사(echocardiography)

심장초음파 검사는 몸속에 기구를 삽입하지 않고도 외부에서 심장 내부 구조와 움직임을 실시간 관찰하고 혈류의 흐름도 확인할 수 있어 거의 모든 심장 질환 진단 및 관찰에 사용된다.

(3) 심도자 검사(cardiac catheterization)

심도자 검사는 서혜부(鼠蹊部, 腹股沟部位)의 혈관을 통해 심장 부위로 가는 도관을 넣어 심장과 혈관의 형태를 촬영하는 침습적 검사이다. 심장기형자에게 제한적으로 시행되는 검사이다.

(4) 심혈관조영술(coronary angiography)

심혈관조영술은 플라스틱 관을 서혜부나 손목의 혈관을 통해 집어 넣어 관상동맥의 형태나 이상을 관찰하는 방법이다. 관상동맥이 좁아지거나 막혀 발생하는 협심증이나 심근경색과 같은 허혈성 심장 질환을 진단하고 치료하기 위해 사용된다.

(5) 전기생리학 검사(EPS: Electrophysiological Study)

전기생리학 검사는 서혜부 등의 혈관을 통해 전극도자가 있는 플라스틱 관을 삽입하여 특정 부위의 전기 활성을 기록하는 검사이다. 주로 부정맥의 진단 및 치료방침 결정을 위해 사용된다.

4.2 진료 표현

가: 심장이 두근거리는 것을 느끼십니까?
나: 그렇습니다. 심장이 두근거리는 걸 느낍니다.
가: 자주 숨이 차십니까?
나: 그렇습니다. 자주 숨이 찹니다.
가: 숨이 차는 것이 어떤 상황에서 나타납니까?
나: 보통 체력활동 후에 많이 나타납니다.
가: 계단을 오를 때도 가슴에 통증이 있습니까?
나: 그렇습니다. 통증이 있습니다.
가: 숨이 차는 것이 지속적입니까? 아니면 간간히 나타납니까?
나: 간간히 나타납니다.
가: 혈압은 정상입니까?
나: 약간 높은 편입니다.
가: 혹시 잠을 자던 중에 숨이 막히는 느낌 때문에 깨어난 적이 있었습니까?
나: 자주 있었습니다.
가: 협심증이 있습니까?
나: 네, 협심증이 있습니다.
가: 통증이 주변으로 퍼집니까?
나: 퍼집니다. 왼쪽 어깨와 왼편 손목으로 퍼집니다.

가: 일반적으로 통증은 얼마나 지속됩니까?

나: 대략 5분 정도 지속됩니다.

가: 발작과 같은 증상이 있기도 했습니까?

나: 최근 1주일 사이 두 번 정도 있었습니다.

가: 이전에 객혈을 한 적이 있습니까?

나: 네, 몇 번 있었습니다.

가: 지난 달에 몇 번 정도 객혈을 했습니까?

나: 대략 3번입니다.

가: 피에 가래가 섞여 있었습니까?

나: 아닙니다.

가: 혈압강하제(降压药, 降压片)를 복용한 적 있습니까?

나: 2년전에 복용한 적이 있습니다.

가: 얼마나 복용하셨습니까?

나: 1년 간 복용했었습니다.

가: 우선 심장초음파 검사를 진행하도록 하겠습니다. 이쪽으로 오시길 바랍니다.

나: 옷을 벗어야 합니까?

가: 윗옷을 살짝 들어 주시기만 하면 됩니다. … 침대 위로 올라와 주시길 바랍니다.

나: 네, 알겠습니다.

자주 사용하는 표현

고혈압(高血压)을 앓고 있습니다.

고혈압 증상이 있습니다.

저혈압(低血压)을 앓고 있습니다.

저혈압 증상이 있습니다.

혈압(血壓)약을 먹고 있습니다.

다시 한번 혈압을 재겠습니다.

콜레스테롤(胆固醇) 수치가 높습니다.

콜레스테롤 수치가 높은 편입니다.

약물치료가 필요합니다.

약물치료를 병행하겠습니다.

5. 소화기내과 진료

　소화기(消化器)는 음식물의 소화와 흡수, 체내 저장 및 주요 생체활성물질의 합성 및 해독작용, 배설 등 생명유지에 필수적인 역할을 담당한다. 소화기를 구성하는 주된 장기는 식도(食管), 위(胃 , 胃脏), 소장(小肠), 대장(大肠), 간(肝 , 肝脏), 췌장(胰脏 , 胰腺) 및 담낭(胆囊)이 있는데, 소화기내과(消化器内科, gastroenterology)는 이러한 소화기에서 발생하는 질환에 대한 진단 및 치료를 담당한다.

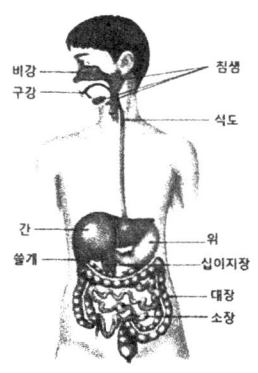

〈소화기관〉

5.1 관련 지식

소화기 관련 질환은 크게 위장관 질환(肠胃管疾患)과 간담도췌장 질환(肝胆道胰脏疾患)으로 구분하는데, 위장관 질환을 다시 상부위장관(上部肠胃管) 질환과 하부위장관(下部肠胃管) 질환으로 세분화하기도 한다.

(1) 위장관 질환

① 상부위장관 질환

일반적으로 상부위장관이라고 하는 부위는 십이지장과 공장(空肠)의 경계 부위에 연결된 트라이츠 인대(十二指肠悬韧带, ligament of treitz)보다 위쪽 위장관을 말한다. 즉 식도부터 위, 십이지장까지를 상부위장관으로 지칭한다. 상부위장관에서 주로 발생하는 내과적 질환은 역류성 식도염(回流性食管炎), 식도암(食管癌), 식도 협착(食管狭窄), 위염(胃炎), 위궤양(胃溃疡), 위용종(胃息肉), 위암(胃癌), 십이지장염(十二指肠炎), 십이지장궤양(十二指肠溃疡) 등이 있다.

② 하부위장관 질환

하부위장관은 트라이츠 인대 아래 소장(공장, 회장), 대장(맹장(盲肠), 충수돌기(虫样垂突起), 상행결장(升结肠), 횡행결장(横结肠), 하행결장(降结肠), S자결장(乙状结肠)…) 및 직장 부위의 위장관을 말한다. 하부위장관에서 주로 발생하는 내과적 질환은 설사

(腹泻), 변비(便祕), 장염(肠炎), 소장암(小肠癌), 대장게실(大肠憩室), 과민성 장 증후군(大肠激躁症), 장결핵(肠结核), 염증성 장 질환(炎症性肠病)(궤양성 대장염(溃疡性大肠炎), 크론병(克隆氏症, Crohn's disease)…), 대장암(大肠癌), 직장암(直肠癌) 등이 있다.

(2) 간담도췌장(肝胆道胰脏) 질환

간담도췌장 부위에는 간, 담낭, 담도 췌장, 췌도(胰岛) 등이 포함되어 있다. 이 부위에서 주로 발생하는 내과적 질환은 간염(肝炎), 간암(肝癌), 간경변(간경화)(肝硬便, 肝硬化), 담석(胆结石, 胆石), 담낭염(胆囊炎), 담낭암(胆囊癌), 담관담석(胆管胆结石), 담관염(胆管炎), 담관암(胆管瘤), 췌장염(胰腺炎), 췌장암(胰腺癌) 등이 있다.

① 간암

간암의 70%는 간염바이러스(B,C,A형)에 의해 발생되어 간경변, 간암으로 진행되는 경우가 많지만, 항체(抗体)가 생겼어도 간염을 거치지 않고 간암이 발생하는 경우도 약 30%이므로 확률은 적지만, 간암에 걸릴 수는 있다. 간암의 증상으로는 상복부의 통증, 덩어리 만져짐, 복부팽만, 체중감소, 심한 피로감, 소화불량 등이 있으나, 일반적으로 '침묵의 장기'라고 할 정도로 증상이 늦게 나타난다. 간암의 대부분이 만성 간염, 간경변증과 연관되어 발생하므로 만성 간질환 증세가 악화될 때 간암 발생을 의심해 볼 수 있다.

② 담석

담석이 발견되는 부위에 따라, 총 담관 담석(总胆管胆结石), 간내 담석(肝內膽石)으로 분류되는데 이러한 담석은 증상이 없더라도 치료가 필요한 경우가 있으므로 소화기 내과 의사와 상의하는 것이 필요하다. 담석증(胆结石症, 胆石症)의 증상은 매우 다양하다. 경미한 경우에는 둔한 통증과 단순한 압박감 또는 상복부의 불쾌감, 소화불량 등으로 나타나기도 하고 증상을 전혀 느끼지 못하는 경우도 있다. 그러나 대부분의 경우는 상복부의 심한 통증을 특징으로 한다. 경우에 따라 오른쪽 어깨까지 통증이 전파되기도 한다. 심한 합병증이 있을 경우 오한이 있거나 열이 나기도 하는데 통증은 주로 기름진 저녁식사를 하고 난 후, 잠자리에서 생기는 경우가 많다. 흔히 구토를 동반하고, 황색 담즙(胆汁, 胆液)이 섞인 액체를 토하게 되며, 일시적으로 흰 대변이 나오고 가벼운 황달 증세(黃疸症狀)를 보이는 경우도 있다.

③ 췌장염

췌장염의 주증상은 복통인데 심와부(명치와 전위부 사이 움푹들어간 부위)나 약간 좌측 부위 또는 배꼽 주위의 통증으로 나타나며 많은 경우 등과 가슴, 혹은 옆구리 등으로 통증이 반사되기도 한다. 통증 발생 후 점점 강도가 높게 지속되며 심한 경우 구토가 발생하기도 하며 구토를 하여도 통증이 완화되지 않는다. 특히 췌장은 등쪽에 있는 장기이므로 통증은 누우면 심해지고, 다리를 모으고 구부린 자세에서 완화되는 특징이 있다. 그러나 이러한 복통은 다른 여러 질환에서도 보일 수 있으므로 반드시 의사에게 정확한 진찰을 한 후 치료받아야 한다.

일반적으로 우상복부 통증이 있을 경우 담도질환(담석증, 담도염(胆道炎), 담도암(胆道癌)…), 간질환(간염, 간경변, 간암…), 췌장염, 췌장암 등을 의심할 수 있다.

소화기내과에서 이루어지는 주요 검사를 살펴보면 다음과 같다.

(1)　　위내시경(상부위장관내시경, Upper Gastrointestinal Endoscopy)

입을 통해 내시경을 삽입하여 식도, 위, 십이지장 부위를 관찰하는 검사이다. 염증, 종양, 용종 등의 질병 진단을 위한 가장 기본적인 검사로 암의 조기에 유용하게 사용된다. 더욱이 검사 관련 합병증이 드물어 비교적 안전한 검사이기도 하다. 하지만 시술에 따른 불편감과 두려움으로 기피하는 경우가 많아 '의식하진정(conscious sedation)내시경' 일명 '수면내시경' 검사가 보편화되는 추세이다.

(2) 대장내시경(하부위장관내시경, Lower Gastrointestinal Endoscopy)

항문을 통해 내시경을 삽입하여 직장, 대장, 회장과 맹장의 접합부 부근까지 진행하여 시행하는 검사이다. 특히 대장 부위에 흔하게 발생하고 간혹 암으로 진행할 수 있는 전암성 병변 확인과 동시에 제거 수술도 가능하기도 하다. 대장내시경 역시 수검자에게는 불편감과 통증을 유발하는 경우가 많기에 '의식하진정(conscious sedation)내시경' 일명 '수면내시경' 검사가 선호되고 있다.

(3) 내시경적 역행성 담췌관 조영술(ERCP: Endoscopic Retrograde Cholangio Pancreatography)

내시경을 십이지장까지 삽입하고 십이지장 유두부를 통하여 담관과 췌관의 병변을 진단하는 검사이다. 검사 도중 유두부에 기구를 사용해 배액시키거나 담췌관에 기구를 사용해 병변 또는 결석을 제거하는데 널리 이용되고 있다.

(4) 내시경초음파(EUS: Endoscopic Ultrasound)

내시경 끝에 초음파 변화기를 부착시켜 내시경 검사와 초음파 검사를 동시에 시행하는 검사이다. 내시경 초음파는 식도, 위, 십이지장, 대장 등의 위장관뿐 아니라 췌담관 질환의 진단 및 치료에도 유용하게 사용되고 있다. 특히 상피하종양(점막하종양)의 경우 크기, 내부고조, 벽 외 압박, 용종과의 감별에도 유용하며 암의 치료 전 사전 검사나 치료 후 추적 검사에도 많이 사용된다.

(5) 캡슐내시경(Capsule endoscopy)

캡슐내시경은 알약처럼 삼키면 캡슐이 위와 대장을 따라 내려가면서 소화기 내부를 촬영하는 장비이다. 위내시경이나 대장내시경과는 달리 검사 과정에 고통이 거의 없으며 위내시경이나 대장내시경으로 접근이 불가능한 소장 부위 관찰에 유용하게 사용될 수 있다. 하지만 검사 중 조직 검사나 다른 시술을 할 수 없고 비용도 많이 드는 단점이 존재한다.

5.2 진료 표현

가: 설사를 자주 하십니까?
나: 네, 설사를 자주 합니다.
가: 요즘 식욕이 어떻습니까?
나: 식욕이 좋지 않습니다.
가: 식욕이 안 좋은 지 얼마나 되었습니까?
나: 대략 한 달 정도 되었습니다.
가: 복통이 있습니까?
나: 네, 배가 자주 아픕니다.
가: 식사 후, 배가 팽창했다고 느끼십니까?
나: 네, 식사 후면 배가 팽창한 것처럼 고통을 느낍니다.
가: 황달에 걸린 적이 있습니까?
나: 네, 황달에 걸린 적이 있습니다.
가: 언제 걸리셨습니까?
나: 일주일 전쯤인 것 같습니다.
가: 황달이 생길 때 열이 났었습니까?
나: 그렇습니다. 황달에 걸렸을 때 열이 났었습니다.
가: 위가 아프십니까?
나: 그렇습니다. 식후에 위통이 있습니다.
가: 위통은 언제쯤 시작됩니까?

나: 식사 후 약 30분 이후부터입니다.

가: 배고플 때 위가 아픕니까?

나: 그렇습니다. 배고플 때 위가 아픕니다.

가: 통증은 어떻습니까?

나: 경련이 일어나는 듯한 통증이 납니다.

가: 구토를 하십니까?

나: 네, 구토를 합니다.

가: 구토 후에 피를 토합니까?

나: 네, 구토를 한 후 약간의 피를 토합니다.

가: 토한 피는 밝은 홍색입니까? 아니면 어두운 홍색입니까?

나: 선홍색입니다.

가: 피의 양이 얼마나 됩니까?

나: 대략 200ml입니다.

가: 구토를 할 때 배에 통증을 느끼십니까?

나: 그렇습니다. 구토를 할 때 배에 통증이 심합니다.

가: 대변을 하루에 몇 번 보십니까?

나: 3번에서 4번입니다.

가: 대변은 무슨 색입니까?

나: 검은색입니다.

가: 대변에 고름이나 피가 섞여 있었습니까?

나: 대변 안에 피가 섞여 있었습니다.

가: 배가 꽉 조여지듯이 아픕니까?

나: 그렇습니다. 배가 꽉 조여지듯 아픕니다.

가: 어느 부위가 아픕니까?

나: 상복부가 꽉 조여지듯 아픕니다.

가: 구취(입냄새)가 심한 편입니까?

나: 그렇습니다. 특히 아침에 일어난 후 심합니다.

가: 무언가를 삼키는데 어려움을 느끼십니까?

나: 액체음식은 괜찮은 편인데, 고체음식을 삼키는 것은 힘이 듭니다.

가: 갑자기 발병한 것입니까?

나: 갑작스러운 것은 아닙니다. 오늘 아침부터 통증이 심해졌습니다.

가: 변비가 있습니까?

나: 변비는 없습니다.

가: 매일 대변을 보십니까?

나: 일반적으로 2~3일에 한 번 대변을 봅니다.

가: 흑색 대변을 보십니까?

나: 아닙니다. 보통 갈색 대변을 봅니다.

가: 대변이 다른 색으로 나온 적은 없었습니까?

나: 오늘 아침 하얀색 변을 보기는 했습니다.

가: 기름진 음식을 즐겨 먹지 않습니까?

나: 아닙니다. 기름진 음식을 즐겨 먹지는 않습니다. 그러나 해산물은 많이 먹는 편입니다.

가: 얼마나 자주 드시는 편입니까?

나: 하루에 한 끼 이상은 먹는 편입니다.

자주 사용하는 표현

튀긴 요리를 즐겨 먹습니다.

기름진 요리를 즐겨 먹습니다.

육류 요리를 즐겨 먹습니다.

고기가 없으면 밥을 잘 못 먹습니다.

해산물 요리를 즐겨 먹습니다.

술을 전혀 못합니다.

하루에 한두잔 와인을 즐깁니다.
알코올 분해 능력이 떨어지는 편입니다.
기름진 음식을 먹으면 소화를 잘 못하는 편입니다.
식사 후면 배가 더부룩한 느낌을 강하게 받습니다.

6. 혈액내과 진료

　혈액내과(血液內科, Hematology)는 혈액 질환이나 혈액과 관련된 암을 주로 진단하고 다루는 분야이다. 인체 내에서 혈액 질환과 혈액암은 고형암과는 달리 혈액을 만들어내는 기관인 골수에 이상이 선행되는 경우가 많아 종양 분야와 연계해 혈액종양내과로 통칭되기도 한다.

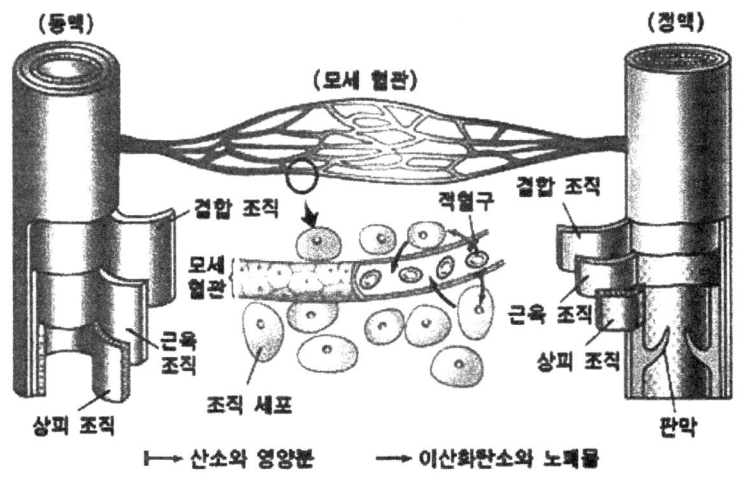

〈혈관단면〉

6.1 관련 지식

혈액내과는 급성 및 만성 백혈병(白血病, leukemia)을 비롯하여 악성림프종(恶性淋巴瘤, malignant lymphoma), 골수이형성증후군(骨髓增生异常综合征), 다발성골수종(多发性骨髓瘤)의 항암화학요법(抗癌化学疗法) 및 조혈모세포(造血干细胞)(피를 만드는 조직) 이식을 시행하며, 빈혈과 출혈성 질환 등의 다양한 혈액 질환의 진단과 치료를 담당하고 있다.

몇 가지 주요 질환에 대하여 살펴보면 다음과 같다.

(1) 백혈병

백혈병은 혈액암의 일종으로 우리 몸의 혈관 안에 있는 혈액세포에서 발생하는 암이다. 주로 혈액세포를 만들어내는 골수 안에서 혈구를 만들어내는 골수세포에 암세포가 발현하여 급격하게 증식하면서 정상 혈구 대신 비정상 백혈병세포를 만든다. 그러면 혈액 내에 비정상 백혈병세포가 늘어나고 혈액 내에 정상적인 기능을 할 수 있는 혈구세포가 감소하면서 그에 따른 증상이 나타나게 된다.

① 백혈병의 종류

백혈병은 여러 종류가 있지만 병이 나빠지는 속도에 따라 급성과 만성, 발생된 세포의 종류에 따라 골수성과 림프성으로 나누어 각각 급성 골수성 백혈병(骨髓性白血病), 만성 골수성 백혈병, 급성 림프구성 백혈병, 만성 림프구성 백혈병(淋巴细胞白血病)으로 구분한다.

② 백혈병의 치료

백혈병의 치료는 항암화학요법이 주로 이루어지며 백혈병의 종류와 환자 상태에 따라 치료가 조금씩 달라질 수 있다. 급성 백혈병의 경우 항암화학요법을 먼저 시행한 후 경과와 환자 상태에 따라 추가적인 치료가 진행된다. 만성 골수성 백혈병은 대부분 필라델피아 염색체(费城染色体, philadelphia chromosome)의 이상에 의하여 발생하게 되는 악성 혈액 질환으로, 글리벡(格列고, Gleevec) 등의 경구용 약제(口服药剂)를 투여하며 환자 상태에 따라 동종 조혈모세포이식(造血干细胞移植) 등으로 치료하게 된다.

(2) 악성림프종

림프계는 림프구(淋巴球, 淋巴细胞)가 모여 있는 림프절(淋巴结)과 림프구가 흐르게 되는 도관인 림프관으로 구성되어 있다. 이러한 림프조직에서 발생하는 종양이 악성림프종(malignant lymphoma)으로 변화하게 되면 림프절이 부어오르게 된다.

① 악성림프종의 종류

악성림프종은 크게 비호지킨림프종(非霍奇金淋巴瘤, non-Hodgkin's lymphoma)과 호지킨병(霍奇金病, Hodgkin's disease)으로 분류한다. 비호지킨림프종의 경우 50~60대의 연령에서 주로 발생하며 처음 발생한 부위와 상관없이 산발적으로 위, 폐, 눈, 갑상선 등의 전신 장기로 전이되는 특징이 있다. 호지킨병은 올빼미 눈을 닮은 암세포 리드-스텐버그세포(里德斯特恩伯格细胞, Reed-Sternberg cell)가 특징적으로 보이는 질환으로, 주로 어린 나이에 발생하여 하나의 림프절에서 시작해서 점점 인접한 림프절을 타고 신체 전체의 림프절에 영향을 미치는 특징을 가지는 질환이다.

② 악성림프종의 치료

비호지킨림프종은 주로 항암화학요법이 주된 치료방법이다. 환자의 상태에 따라 방사선요법을 추가하기도 하며 치료 후 재발하는 경우에는 조혈모세포이식을 고려하는 경우도 있다. 호지킨병은 항암화학요법만으로도 완치 가능성이 매우 높으며, 비호지킨림프종과 사용하는 항암제의 종류는 유사하나 투여방법이 다르다.

(3) 골수이형성증후군

다양한 원인으로 인하여 골수가 영향을 받아 비정상적인 조혈모세포가 만들어지고 이로부터 여러 혈액세포 수의 감소나 기능 이상 등의 비효율적인 조혈현상을 모두 포함하는 질환이다. 발생 연령은 대부분 60세 이상의 노년층이다. 보통 명확한 원인이 없이 발생한 일차성 골수이형성증후군의 경우와 다른 질병에 대한 방사선치료나 항암화학요법 후에 발병하는 이차성 골수이형성증후군으로 분류한다. 그 외 말초혈액(外周血)과 골수 속의 미성숙한 세포의 비율, 세포들의 이상형성 정도에 따라 질병의 단계를 구분하기도 한다. 골수이형성증후군은 혈구를 보충하는 수혈요법이 필요하며 근본적 치료를 위해서는 동종 조혈모세포이식을 고려하여야 하나 대부분의 환자가 고령이기에 조혈모세포이식을 시행할 수 있는 경우는 많지 않다.

(4) 다발성골수종

다발성골수종은 골수에서 우리 몸의 방어를 담당하는 항체를 만드는 형질세포(浆细胞, plasma cell)가 비정상적으로 분화 및 증식되어 나타나는 질환이다. 이렇게 만들어진 골수종세포(骨髓瘤细胞, myeloma cell)는 종양을 만들어 뼈를 녹이고 골수를 침범하여 혈수 생성을 방해한다. 또한 비정상 면역단백인 M단백(M蛋白, M protein)을 만들어 내는데, 이로 인해 혈액의 농도가 진해져서 여러 증상을 일으킨다. 초기의 치료는 추적 관찰만으로 충분하지만 병이 진행된 경우는 항암화학요법이 증상 완화와 수명 연장에 도움이 되는 경우가 있다. 또한 병기와 나이 등을 고려해 보다 적극적인 치료방법인 조혈모세포이식을 시행하기도 한다. 만약 적극적인 치료를 할 수 없는 경우에는 증상 완화를 위한 방사선치료를 시행하기도 한다.

6.2 진료 표현

가: 혈액순환에 어려움이 있으십니까?
나: 네, 팔다리가 자주 저립니다.
가: 피부에 자주 멍이 드는 편입니까?
나: 그렇습니다. 자주 멍이 드는 편입니다.
가: 몸에 멍이 든 곳이 있으신가요?
나: 네, 현재 가슴 부위에 멍이 있습니다.
가: 멍들이 저절로 생기는 것입니까? 아니면 외상 후에 생기는 것입니까?
나: 저절로 생기는 것 같습니다.
가: 현기증이 나거나 머리가 많이 아픈 적이 없으셨나요?
나: 최근 한 달 간 현기증이 많이 발생했습니다.
가: 림프절이 붓는 현상은 언제부터 나타났습니까?
나: 한 달 가량 되었습니다.
가: 몸에 자주 붉은 (반)점이 생깁니까?
나: 그렇습니다. 자주 붉은 (반)점이 생깁니다.
가: 잇몸에 출혈이 자주 있습니까?
나: 그렇습니다. 잇몸에 출혈이 자주 있습니다.
가: 코피가 자주 나지는 않았습니까?
나: 코피가 자주 나지는 않았던 것 같습니다.

가: 코피가 나게 되면 잘 멈추는 편입니까?
나: 코피가 나면 잘 멈추지는 않는 편입니다.
가: 최근 출혈이 발생해 잘 멈추지 않았던 적이 있습니까?
나: 네, 치과에서 이를 뽑았는데 피가 잘 멈추지 않았던 적이 있습니다.
가: 체력이 급격히 떨어진 것 같지는 않습니까?
나: 체력이 급격히 떨어진 걸 느낍니다.
가: 최근 들어 쉽게 흥분하는 것 같지는 않습니까?
나: 네, 최근 들어 쉽게 흥분하는 것 같습니다.

자주 사용하는 표현
쉽게 멍이 듭니다.
빈혈 증상이 있습니다.
얼굴이 창백해졌습니다.
맥박이 빨라진 것 같습니다.
등쪽 부분이 자주 쑤십니다.
꼬리뼈(尾骨)가 아팠다 안 아팠다 합니다.
손톱 모양이 변화했습니다.
탈모(脱毛 , 脱发) 증상이 있습니다.
입안이 많이 헐었습니다.
속이 메스꺼울 때가 많습니다.

7. 비뇨기과 진료

비뇨기과(泌尿器科, urology)는 남성과 여성의 비뇨계통(urinary system)과 남성의 생식계통(male reproductive system)에 대한 진단·연구를 하는 의학 분야로, 남성과 여성에 공통적으로 존재하는 콩팥(腎), 부신(副腎, 腎上腺), 요관(尿管), 방광(膀胱), 요도(尿道)의 비뇨계통 기관과 남성에 존재하는 전립선(前列腺), 고환(睾丸), 부고환(副睾丸), 정관(精管), 정낭(精囊), 음경(阴茎)의 질병을 다루고 있다.

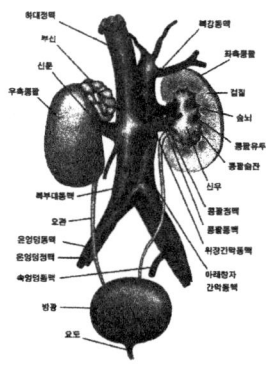

〈비뇨기관〉

7.1 관련 지식

비뇨기과는 질병이 발생한 부위와 학문 분야의 유사성에 따라 다양한 형태로 분류할 수 있다. 연구 분야에 따른 대표적인 영역을 살펴보면 다음과 같다.

(1) 비뇨기과 주요 학문

① 내비뇨기과학

내비뇨기과학은 내시경의 endo과 비뇨기과학의 urology의 복합어로, 비뇨기계의 질병 진단과 치료에서 내시경이나 그 밖의 기구 등을 이용해 최소침습적(最小侵襲的) 임상술기(Clinical Skill)를 시술하는 분야이다. 흔히 이용되는 시술로는 요관콩팥경(输尿管镜, ureteroscope)을 통한 요로결석 제거술이 있으며, 이외에 피부를 통한 시술이나 복강경 등의 장비를 이용하기도 한다.

② 비뇨생식기종양

우리 몸의 여타 다른 장기와 마찬가지로 비뇨생식기에도 많은 종류의 종양이 생긴다. 그중 다수를 차지하는 것은 신장의 신장세포암(肾臟细胞癌), 방광의 이행상피암(移行上皮癌), 그리고 전립선의 전립선암 등이다. 이외에도 남성의 생식과 관련된 고환, 음경 등에도 종양이 발생한다. 여성생식기에도 종양이 다수 발생하나, 이는 주로 부인종양학(妇人肿瘍学)에서 다루는 경우가 많다.

③ 비뇨생식기감염

일반인들의 시선으로 보면 비뇨생식기는 소변, 성(性)과 관련되어 있어 일견 지저분한 장기로 보인다. 그러나 의학적으로 볼 때 비뇨생식기가 더 지저분하다는 생각에는 근거가 없으며, 신장에서 방광으로 이어지는 요로는 기본적으로 무균상태를 유지하고 있다. 다만 다른 장기와 마찬가지로 비뇨생식기에도 감염은 발생할 수 있으며, 이는 많은 경우 외부 생식기를 통한 상행감염(上行感染)이 흔하다.

④ 비뇨생식기손상

우리 몸에서 비뇨생식기는 다른 장기에 비해 매우 약하다. 특히 요도와 요로 등은 매우 얇은 관으로 되어 있어 손상을 받았을 시에 그 연속성이 끊어질 가능성이 높다. 또한 남성과 여성의 생식기는 외부로 노출되어 있어 손상의 위험 또한 높다. 비뇨생식기손상학은 비뇨생식기와 관련된 손상에 대해 평가하고, 만약 손상이 존재한다면 이를 원래의 상태로 돌리는 것을 목적으로 한다.

⑤ 남성학/남성의학

남성학/남성의학은 남성에서 성과 관련된 분야에 대해 연구하고, 그 질병에 대해 치료하는 학문이다. 흔히 떠올리게 되는 발기부전(勃起不全)을 비롯하여 사정 장애(射精障碍) 등 남성성기능 장애와 남성불임학(男性不姙学), 남성갱년기, 남성 호르몬학(男性男性荷尔蒙（激素）学) 등이 이 분야에 속한다.

⑥ 여성비뇨기과학

여성비뇨기과학에서는 여성에서 흔히 발생하는 요로감염 등과 중장년층 여성을 괴롭히는 요실금 등의 질환에 대해 연구하고 치료한다.

(2) 비뇨기과 주요 질환

비뇨기과에서 주로 발견되어 치료하는 질환으로는 크게 요도염(尿道炎), 방광염(膀胱炎), 요실금(尿失禁, 遺尿), 혈뇨(血尿), 성병

(性病) 등으로 나눌 수 있다.

① 요도염

요도염은 호흡기 감염을 제외하고 가장 빈도가 높은 감염 질환이다. 요도는 신장, 방광, 요도 등 소변이 만들어져 몸 밖으로 나오는 길을 말하는데, 이 중 어느 곳이 병원체에 감염 되어 염증이 생기는 것을 말한다. 요도염은 요로 중 어느 곳이 감염되었는지에 따라 요도 감염증(尿道感染症), 방광 감염증(膀胱感染症), 신우신염(腎盂腎炎), 신장염(腎脏炎), 요관 감염증(导尿管感染) 등으로 세분화하기도 한다.

② 방광염

방광염은 요도 주위와 회음부에 상주하는 대장균과 같은 세균이 요도를 타고 방광에 들어와 생기는 염증질환이다. 요도가 짧은 여성에게 흔하게 나타나며, 치료 또한 쉽게 이루어진다. 방광염의 발생 범위나 기간에 따라 일반 방광염, 급성 방광염, 만성 방광염으로 나누어 명칭하기도 한다.

③ 요실금

요실금은 소변이 자신이 원치 않는데도 흘러서 속옷을 적시는 증상을 말한다. 일상 생활 중 화장실에 가는 중에 참지 못하고 소변이 조금씩 나온다거나 웃을 때나 재채기를 할 때 소변이 나와버린다면 요실금이라고 할 수 있다. 요실금을 일으킬 수 있는 원인은 다양하지만 최종적으로는 방광 또는 괄약근(括约肌 , 括约筋)에 이상이 생겨 발생하게 된다. 발생 증상에 따라 스트레스성 요실금, 긴장성 요실금, 절박성 요실금, 역류성 요실금, 기능성 요실금으로 세분화하기도 한다.

④ 혈뇨

혈뇨는 소변을 만들어 내보내는 기관 중 하나에 문제가 있을 때 나타나는 증상으로, 눈으로 색깔 변화를 알아볼 수 있을 정도의 혈뇨를 육안적 혈뇨, 현미경으로만 보이는 혈뇨를 현미경적 혈노라고 한다. 혈뇨는 신장, 요도, 방광, 신장내 혈관 등 다양한 원인에 의해 발생하며 현미경적 혈뇨라고 하더라도 소변검사를 통해 쉽게 진단 할 수 있다.

⑤ 성병

성병은 세균, 바이러스, 기생충(寄生虫)에 의한 감염으로 발생하며, 매독(梅毒, 杨梅疮), 임질(淋病), 연성하감(软性下疳), 비임균성 요도염(非淋球菌尿道炎) 등의 세균성 감염과 에이즈(艾滋病, AIDS: Acquired Immune Deficiency Syndrome), 음부포진(生殖器疱疹), 곤지름(湿疣, condyloma) 같은 바이러스성 감염, 트리코모나스질염(阴道滴虫, 阴道毛滴虫, Trichomonas vaginalis) 등의 원충 감염(原虫感染), 사면발이(阴虱) 등의 기생충 감염 등으로 발생한다. 성병에 대해서는 대부분 면역성이 없기에 언제든지 재감염 가능하다. 또한 복합 감염 및 수직 감염이 일어날 수 있고, 성병 종류마다 치료방법 및 예후도 달라지게 된다.

⑥ 기타 질환

그 외에 전립선 비대증(前列腺肥大症), 만성골반통 비대증(慢性骨盆痛大症), 귀두포피염(包皮龟头炎) 등도 많이 발생하는 비뇨기과 질환이라고 할 수 있다.

7.2 진료 표현

가: 소변을 보실 때 고통을 느끼십니까?
나: 네, 소변 볼 때 고통이 동반됩니다.
가: 요통이 있으신지 얼마나 되었나요?
나: 한 달 가량 되었습니다.
가: 소변 색깔은 어떻습니까?
나: 옅은 노란 빛을 띱니다.
가: 혈뇨를 보신 적이 있습니까?
나: 네, 혈뇨를 본 적이 있습니다./아닙니다. 한번도 없습니다.
가: 소변을 자주 보는 편입니까?
나: 자주 보는 편입니다.
가: 빈뇨증(尿频症)이 있으신가요?
나: 빈뇨증이 있는 것 같습니다.
가: 소변의 양은 어떻습니까?
나: 많지는 않습니다.
가: 오줌양에 변화가 있습니까?
나: 아닙니다. 평소와 같습니다.
가: 물을 많이 마시는 편입니까?
나: 물을 많이 마시지는 않습니다.
가: 어제 소변을 몇 번 보셨습니까?

나: 화장실에는 많이 갔지만 소변은 2번 본 것 같습니다.
가: 물을 마시면 화장실에 바로 가는 편입니까?
나: 네, 물이나 음료를 마시면 곧바로 화장실에 가는 편입니다.
가: 평소에는 화장실을 몇 번 가십니까?
나: 평소에도 10번 이상은 가는 편입니다.
가: 소변을 잘 못 누시는 편인가요?
나: 네, 소변을 잘 누지 못하는 것 같습니다.
가: 언제부터 잘 누지 못한 것 같습니까?
나: 한 달 정도 된 것 같습니다.
가: 소변에 작은 결석(结石)들이 있습니까?
나: 그렇습니다. 소변에 작은 결석들이 있습니다.

자주 사용하는 표현
아랫 배가 더부룩합니다.
고환에 통증이 있습니다.
소변을 보고 난 후 다시 보고 싶어집니다.
소변을 참지 못하겠습니다.
기침 할 때 소변이 나옵니다.
재채기 할 때 소변이 나옵니다.
화장실 도착 전 소변을 흘리는 경우가 있습니다.
생활 습관의 개선이 필요합니다.
카페인(咖啡碱) 음료를 피하시길 바랍니다.
골반(骨盆) 근육 운동을 자주 하시길 바랍니다.

8. 신경과 진료

 신경과(神经科, department of neurology)는 소위 인체의 전체 신경계와 관련된 모든 기질적인 질병을 다루는 과목으로 각종 사고로 인한 수술 후유증이나 노화에 따른 치매, 그리고 스트레스 및 생활 불규칙 등으로 현대인들이 많이 찾고 있는 진료 과목 중 하나라 할 수 있다.

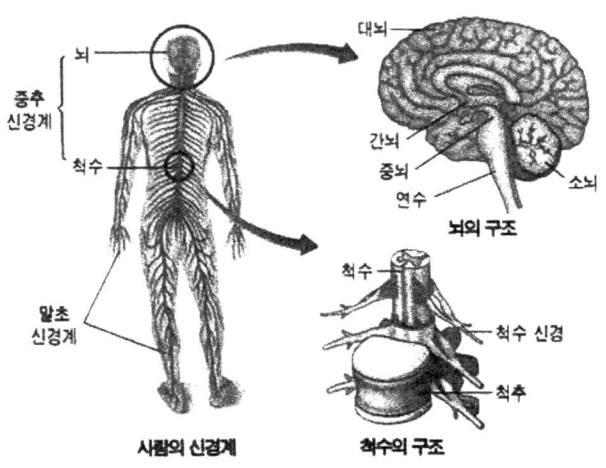

〈신경기관〉

8.1 관련 지식

신경과 질환은 크게 중추신경 질환, 말초신경 질환, 근육신경 질환으로 나눌 수 있다.

(1) 중추신경 질환

① 중추신경계 기형(畸形, malformation)

중추신경계의 기형은 유전적 및 환경적 영향 모두가 관여하는 것으로 보고 있다. 특히 신호전달분자의 이상과 몸의 형태발달을 조절하는 호메오 유전자(同源異型基因, homeotic gene)의 돌연변이(突然变异)가 중추신경계 기형 및 발생학적 장애를 일으키는 것으로 알려져 있다.

② 중추신경계 외상(外伤, trauma)

외상을 당한 중추신경계의 위치가 어디인가와 그 충격 기전, 그리고 복구 가능성 등이 외상으로 인한 결과에 주된 결정요인이 된다. 대뇌(大脑, cerebrum)의 경우 조그마한 손상은 영향을 적게 미칠 수 있으나 이 손상이 척수나 뇌줄기에 미칠 경우는 치명적인 결과를 낳을 수 있다.

③ 뇌혈관 질환(脑血管疾患, cerebrovascular disease)

뇌혈관 질환은 이환율(罹患率, 发病率)과 사망률 모두 가장 높은 신경학적 질환이다. 뇌혈관 질환에는 주된 세 가지 범주로 혈전(血栓, thrombosis), 색전(塞栓, embolism), 그리고 출혈(出血,

bleeding)이 있다.

④ 퇴행병(退行病, degenerative disease)

　신경세포가 점진적으로 소실되는 특징을 갖는 질환이다. 신경세포의 소실 양상은 선택적이어서, 때로는 바로 인접된 신경들은 온전하게 남겨놓은 채, 다른 신경세포에 영향을 미치기도 한다. 관련 질환으로는 흔히 치매라 불리는 알츠하이머병(阿尔茨海默病, disease), 전측두엽치매(前侧头叶痴呆, frontotemporal dementia), 혈관치매(血管癡呆, vascular dementia), 파킨슨병(帕金森氏病, disease) 등이 있다.

⑤ 뇌종양(脑肿疡, brain tumor)

　중추신경계의 종양은 그 조직학적 특성이 양성이어도 그 위치로 인해 악성종양의 경과를 밟는 경우가 있어, 양성과 악성병변을 구분하기가 상대적으로 어렵다. 현재 여러 가지 분자적 기법과 조직학, 생물학적 양상 등을 종합시켜 이를 구분해 내려는 연구가 진행되고 있다.

(2) 말초신경병리

① 염증성 신경병증(炎症性神经病症, inflammatory neuropathy)

　염증성 신경병증은 말초신경, 신경근(神经根, nerve root), 그리고 감각 및 자율신경절 내 염증성 세포의 침윤이 특징적이다.

　길랑-바레증후군(格林巴利综合征, barre syndrome, acute inflammatory demyelinating polyradiculoneuropathy)은 대표적인 염증성 말초신경계 질환이다. 이 질병은 임상적으로 사지의 끝에서 시작되지만 빠르게 위쪽으로 퍼져나가는 상행마비(上升性麻痹, ascending paralysis)가 특징적이며, 조직학적으로는 척수신경뿌리 및 말초신경의 염증이 특징이다.

② 감염성 신경병증(感染性神经病症, infectious polyneuropathy)

　여러 감염과정이 말초신경에 영향을 미친다. 나병(癩病, leprosy), 디프

테리아(白喉, diphtheria), 수두대상포진(水痘带状疱疹, varicella-zoster)은 신경에 독특하고 특이한 병적 변화를 야기한다.

③ 유전성 신경병증(遗传性神经病症, hereditary neuropathy)

유전성 신경병증은 전형적으로 진행하며, 흔히 말초신경(末梢神经)에 영향을 주는 장애증후군 중 하나이다. 여러 유전성 말초신경병증의 유전학적 및 분자적 내용이 밝혀지고 있다.

④ 대사 및 독성 신경병증(代谢, 中毒神经病理学, metabolic and toxic neuropathy)

내인성 물질 또는 외인성 물질로부터 야기되는 다양한 대사적 변화에 대한 반응으로 말초신경 내 기능 및 구조적 변화가 발생하여 질병이 발생한다. 당뇨병(糖尿病, diabetes mellitus)의 경우 전체 당뇨병 환자의 50% 정도가 임상적으로 말초신경병증을 가지고 있다. 신부전 환자의 대부분에서 말초신경병증이 나타나는데 이를 요독신경병증(尿毒神经病症, uremic neuropathy)이라고 한다.

(3) 근육병리

① 척수근육위축(脊髓筋肉萎缩, SMA: Spinal Muscular Atrophy)

척수근육위축증은 상염색체열성(常染色体劣性, autosomal recessive) 운동신경질환의 집합으로 소아 또는 청소년기에 시작된다.

② X-연관근육퇴행위축(X染色体性联遗传隐性疾病, X-linked muscular dystrophy)

가장 흔한 두 가지 유형의 근육퇴행위축증은 X-연관성이며, 듀시엔형근육퇴행위축증(假肥大型肌营养不良症, DMD: Duchenne type Muscular Dystrophy)과 벡커근육퇴행위축증(贝克肌营养不良, BMD: Becker's Muscular Dystrophy)이 있다.

③ 염증성근육병증(炎症性筋肉病症, inflammatory myopathy)

염증성근육병증은 대부분 면역으로 인해 일어나며, 골격근의 손상과 염증의 특징을 갖는 질환들이다. 그 중 세가지가 독특한데, 그 질환은 피부근육염(皮膚筋肉炎, dermatomyositis), 다발성근육염(多发性筋肉炎, polymyositis), 그리고 봉입체근육염(封入体筋肉炎, inclusion body myositis)이다.

④ 신경근접합부(神经筋接合剖, neuromuscular junction)

중증 근무력증과 램버트-이튼 근무력증후군(兰伯特-伊顿型肌无力综合征, Rambert-Eaton Myasthenic syndrome)이 있다. 램버트-이튼 근무력증후군의 경우 대개 몸에 있는 다른 신생물(新生物, neoplasm)과 관련되어 있으며, 폐의 소세포암(小细胞癌, small cell lung cancer)을 동반하는 경우가 많다.

8.2 진료 표현

가: 어디가 가장 불편하십니까?
나: 물건을 들 때 손이 떨립니다.
가: 이전에 마비된 적이 있었습니까?
나: 네, 이전에 마비가 된 적이 있습니다.
가: 어느 쪽이 마비가 되었었습니까?
나: 우측 팔과 다리가 마비된 적이 있습니다.
가: 어떤 증상 후 마비가 왔었습니까?
나: 고열이 난 후 마비가 왔습니다.
가: 다리에 쥐가 나지 않습니까?
나: 가끔씩 쥐가 날 때가 있습니다.
가: 한쪽만 쥐가 나십니까?
나: 네, 우측 팔다리만 쥐가 나는 것 같습니다.
가: 현기증이 나십니까?
나: 네, 그렇습니다. 좀 어지럽습니다.
가: 보통 어떤 상황일 때 어지러움이 나타납니까?
나: 머리를 기울일 때 나타납니다.
가: 편두통은 얼마나 오래 되었습니까?
나: 3주 가량 되었습니다.
가: 현재 사물들이 또렷이 보이십니까?

나: 아닙니다. 별로 또렷이 보이지 않습니다.
가: 청력에 문제가 있습니까?
나: 문제가 있습니다. 요즘 잘 안 들립니다.
가: 후각은 어떻습니까?
나: 후각은 문제가 없습니다.
가: 잠을 푹 주무십니까?
나: 불면증이 있습니다.
가: 음식을 먹을 때 맛을 느낄 수 있습니까?
나: 일반적으로 맛을 느끼지 못합니다.
가: 본인이 느끼기에 스스로 병이 있다고 생각하십니까?
나: 네, 병이 있다고 생각합니다.
가: 본인의 생각과 달리 몸이 움직이지 않는 곳은 있습니까?
나: 있습니다. 오른쪽 손이 말을 듣지 않는 것 같습니다.
가: 사지 감각은 어떻습니까?
나: 오른쪽 손은 아무런 감각도 느끼지 못합니다.
가: 다리 감각은 어떻습니까?
나: 오른쪽 다리의 감각도 거의 없습니다.
가: 본인이 생각하시기에 주변사람들은 어떤 것 같습니까?
나: 평소와 같이 변함 없는 것 같습니다.
가: 그는 이전에 수술을 받은 적이 있습니까?
나: 네, 이전에 뇌를 다쳐 수술을 한 적이 있습니다.
가: 그는 정신병원에 입원한 적이 있습니까?
나: 네, 정신병원에 입원한 적이 있습니다.
가: 요즘 들어 그의 기억력은 어떻습니까?
나: 무언가를 잘 기억하지 못하는 편입니다.
가: 그는 숫자를 셀 수 있습니까?

나: 아마도 숫자를 셀 수 있을 겁니다.

가: 덧셈을 해 보겠습니다. 5더하기 4는 몇입니까?

나: 9라고 말했습니다.

가: 그의 현재 정신은 맑다고 생각하십니까?

나: 네, 그의 현재 정신은 맑다고 생각합니다.

가: 그는 최근에 의식을 상실한 적이 있습니까?

나: 있습니다. 보름 전에 의식을 상실한 적이 있습니다.

자주 사용하는 표현

왼쪽/오른쪽 팔을 움직여 보십시오.

왼쪽/오른쪽 무릎을 올려 보십시오.

고개를 왼쪽/오른쪽으로 돌려 보십시오.

기억력이 떨어졌습니다.

치매 증상이 있습니다.

노화에 의한 자연스러운 증상입니다.

식단 조절이 필요합니다.

두뇌 운동을 해 주시길 바랍니다.

기억력 유지에 도움이 됩니다.

지속적인 관리가 필요할 것입니다.

9. 산부인과 진료

 산부인과(产妇人科, Obstetrics & Gynecology)는 임신·분만·여성의 성기에 관계 있는 병을 취급하는 임상과목이다. 출산연령에 있는 여성에 중점을 두기에 부인과라고 하지 않고 산부인과라고 부르고 있다.

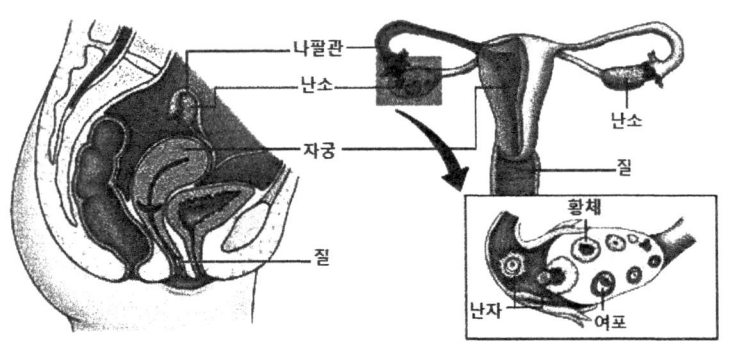

〈여성 생식 구조〉

9.1 관련 지식

산부인과학은 크게 일반부인과학, 태아모성의학, 여성비뇨기, 생식의학/내분비, 부인종양학/부인암, 생식면역학, 불임의학, 유전학, 심신산부인과, 기타 산부인과학으로 분류하고 있다.

(1) 산과학 또는 태아모성의학

산과학은 태아를 임신했을 때, 그 산모와 태아에 대한 학문이다. 태아를 임신한 여성의 신체는 태아가 잘 성장할 수 있도록 변하게 된다. 이러한 과정에서 여러 가지 합병증이 생길 수도 있고 원래 가지고 있던 지병이 악화되는 경우도 있다. 특히 고혈압(高血压, hypertension)과 당뇨(糖尿, diabetes mellitus)의 경우에는 임신에서 위험성이 높아지기도 하고 이전에 가지고 있을 경우 더 심한 형태로 발현하기도 한다. 산과학에서는 이러한 산모의 변화에 대하여 산전관리(产前管理, antenatal care)를 통해 산모와 태아에게서 임신이 안전하게 유지될 수 있도록 도와준다.

(2) 일반부인과학

부인과학의 분야 중에서 종양과 관련된 부인종양학, 여성의 비뇨기와 관련한 여성비뇨기학, 불임문제를 연구하는 불임의학 등의 항목을 제외하고 여성의 생식기에 생기는 질환이나 여성 특이질환들을 연구하고 치료하는 학문을 일반부인과학이라고 한다. 일반부인과학에서 다루는 분야에는 생식기 기형과 성 발달 이상, 가족계획(家族计划, family planning), 자궁내막증(子宮內膜症, endometriosis), 골반통(骨盆痛, pelvic pain), 월경통(月经通, dysmenorrhea), 비정상자궁출혈(非正常子宮出血, abnormal uterine bleeding), 성전파성질환(性传播性疾患, STD: Sexually Transmitted Disease) 등이 있다.

(3) 여성비뇨기학

비뇨기학(泌尿器学, urology)은 소변의 생성과 배출에 관련된 기관들에 대해 연구하고, 그 기관에 질병이 생겼을 때 이를 치료하는 것을 목적으로 하는 학문이다. 비뇨기학에서 다루는 장기들은 생식기와 가까운 곳에 위치해 있는 경우가 많고, 한 기관에서 비뇨기 기능과 생식기 기능을 동시에 하기도 하기 때문에 비뇨기학과 생식기학을 통합적으로 보는 관점이 있다. 이러한 관점에서 산부인과학 역시 여성비뇨기학을 다루고 있다. 여성비뇨기학에서 주로 다루는 질환으로는 요실금(尿失禁, urinary incontinence), 요로감염(尿路感染, UTI: Urinary Tract Infectioin), 과민성방광(过敏性膀胱, overactive bladder) 등이 있다.

(4) 부인종양학

산부인과에서 주로 다루는 장기에는 난소(通译), 자궁(子宮), 질(膣, 阴道), 음부(阴部) 등이 있다. 이 장기들에는 다양한 종류의 종양이 생길 수 있고 이는 환자의 생명을 위협할 수 있다. 일반인에게는 자궁에서 생기는 종양 중 자궁경부암(子宮颈部癌, cervical cancer)이 잘 알려져 있는데, 임신과 관련해서도 종양이 발생할 수 있으며, 이를 임신성 융모성 질환(姙娠性绒毛性疾患, GTD: Gestational Trophoblastic Disease)이라고 한다. 이 범주 안에 들어가는 질환군도 부인종양학의 분야 중 하나이다.

(5) 불임의학

불임(不姙, infertility)은 일반적인 부부가 피임을 하지 않은 상태에서 정상적인 성생활을 했음에도 불구하고 1년이 지나도록 임신되지 않을 때로 정의한다. 현대 사회에 이르러 환경 호르몬과 각종 방사선의 위협, 항암 치료 등으로 인해 불임의 문제는 늘어 가고 있고, 더불어 결혼시기가 늦어지고 있는 것도 불임의 증가에 일정 정도 역할을 하는 것으로 보고 있다. 불임의학은 크게 불임의 원인에 대해 진단하고, 그 원인에 따라 임신을 할 수 있는 방향을 제시하는 데 목적이 있다. 불임치료가 비록 많은 비용이 들고 여성에게 많은 고통을 안겨주기도 하지만, 이를 감내하고서라도 출산을 하겠다는 많은 부부들에게 불임의학은 매우 큰 도움이 되고 있다.

9.2 진료 표현

가: 마지막 월경은 언제였습니까?
나: 마지막 월경은 2월 1일입니다.
가: 속이 메스꺼웠던 적이 없습니까?
나: 생선과 육류 냄새를 맡으면 유독 메스꺼웠던 것 같습니다.
가: 헛구토(妊娠呕吐)가 나오지는 않았습니까?
나: 두세 번 가량 헛구토가 나온 적 있습니다.
가: 월경이 오기 전 불편한 점이 있습니까?
나: 아랫배가 불편하고 허리 통증도 조금 있습니다.
가: 언제부터 하복부에 통증을 느끼셨습니까?
나: 오늘 아침부터 통증을 느꼈습니다.
가: 월경 주기가 일정한 편입니까?
나: 불규칙한 편입니다.
가: 임신한 지 얼마나 오래 되셨습니까?
나: 임신한 지 7개월째입니다.
가: 이번이 몇 번째 임신입니까?
나: 두 번째 임신입니다.
가: 태동을 느끼십니까?
나: 아닙니다. 태동을 느끼지 못합니다.
가: 언제부터 태동을 느끼지 못하셨습니까?

나: 1주일쯤 되었습니다.
가: 과거 분만 시 큰 출혈이 있었습니까?
나: 첫 아이 출산 시 출혈이 있었습니다.
가: 임신기간에 몸이 불편하셨던 적이 있었습니까?
나: 가끔 복통이 있었습니다.
가: 고혈압이 있으십니까?
나: 네, 혈압이 좀 높은 편입니다.
가: 언제 양수(羊膜液)가 터졌습니까?
나: 대략 30분 전입니다.
가: 외음부(外阴部)가 간지럽습니까?
나: 그렇습니다. 간지럽습니다.
가: 최근에 질 분비물이 많아졌습니까?
나: 네, 질 분비물이 많아졌습니다.
가: 질 분비물에 출혈이 있습니까?
나: 네, 조금 있습니다.
가: 이전에 질 출혈이 있었습니까?
나: 있었습니다. 일주일 전에 질 출혈을 한 적이 있었습니다.

자주 사용하는 표현

입덧이 너무 심해 아무것도 먹을 수 없습니다.
자연스러운 현상이라 할 수 있습니다.
월경 주기가 점점 빨라집니다/늦어집니다.
생리통(月经痛)이 매우 심합니다.
폐경이 온 것 같습니다.
불임 검사를 받고 싶습니다.
초음파(超声波) 검사가 필요합니다.

태아에게 영향은 없습니다.

임신 시 변비는 흔하게 나타납니다.

충분한 수분과 섬유질을 섭취하시길 바랍니다.

10. 안과 진료

안과(眼科, ophthalmology)는 눈에 관련된 질환을 연구하고 치료하는 의학 분과이다. 눈꺼풀과 눈물기관, 안와(眼窩), 결막(结膜), 각막(角膜), 공막(巩膜), 수정체(水晶体), 포도막(葡萄膜), 유리체(玻璃体), 망막(网膜)의 질병들과 녹내장(绿内障), 사시(斜眼, 斜视), 굴절(弯折, 弯曲, 曲折) 이상, 시신경(视神经) 및 시각 경로의 질병들, 그리고 전신 질환과 관련하여 눈에 발생하는 이상들과 눈 외상에 이르기까지 눈에 생길 수 있는 광범위한 질환들을 연구하고 치료한다.

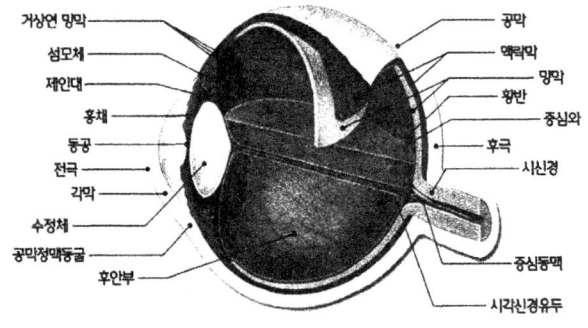

〈안구 구조〉

10.1 관련 지식

안과에서 자주 보이는 질환으로는 크게 안 질환, 시신경 질환, 사시 질환으로 분류할 수 있다

(1) 안 질환

1) 망막 질환

안구(eyeball)는 바깥을 싸고 있는 외막, 중막, 내막 및 내부의 안 내용물로 구성된다. 안구의 내막은 안구의 가장 안쪽인 안구 후방에 맥락막 내면을 덮고 있어 망막이라고 하는데, 투명한 신경조직으로 외부의 시각적 자극을 인지하는 역할을 하고 있다.

① 망막순환장애(视网膜微循环障碍)

망막순환장애에 속하는 질환에는 망막동맥폐쇄(网膜动脉堵塞), 망막정맥폐쇄(网膜静脉堵塞), 망막정맥주위염(网膜静脉周围炎), 고혈압망막병증(高血压性视网膜病), 당뇨망막병증(糖尿病视网膜病), 미숙아망막병증(早产儿视网膜症) 등이 있다. 고혈압망막병증의 원인은 고혈압이 가장 많으며 그 외 다발성낭포신(多囊肾), 임신중독증(妊娠中毒), 사구체신염(肾小球性肾炎)에 의해서도 발생할 수 있다. 당뇨망막병증은 당뇨의 후기 합병증으로 실명까지 초래할 수도 있지만 그 치료가 쉽지 않은 질환이다.

② 망막염(retinitis)

망막염은 세균이나 진균(fungi)에 의한 감각신경망막염증(视网膜神

经感觉层炎症), 풍진(风疹)에 감염된 모체에서 태어난 신생아에서 확인되는 망막색소상피염증(视网膜色素上皮炎症) 등이 대표적인 질환이다. 그 외 결핵(结核), 매독, 사르코이드증(肉状瘤病, Sarcoidosis), 베체트병(白塞病, Behcet's disease) 등의 질환에 의해서도 망막염이 발생할 수 있다.

③ 망막변성(retinal degeneration)

망막변성을 유발하는 질환에는 망막색소변성증(网膜色素变性症), 혈관무늬병증(血管纹), 드루젠(玻璃膜疣, drusen) 등이 있다. 질환 초기에는 야맹증(夜盲症)이 나타나고, 질환이 진행되면서 시신경 위축과 망막혈관이 가늘어지며, 뼛조각(骨片, bone spicule) 모양의 검은 색소가 망막정맥(网膜静脉)의 주행을 따라 나타나면서 결국에는 실명하게 된다.

④ 황반변성(黄斑性病变, macular degeneration)

황반변성은 황반부에 특징적으로 변성이 나오는 경우를 말하며 주로 노년기에 발생된다. 질환이 진행되면서 황백색의 원형반이 황반부에 융기되어 나타나고 출혈과 색소침착이 관찰된다. 적절한 시기에 광응고(光凝固, photocoagulation) 치료 등을 시행하는 경우 질병의 진행을 늦출 수 있다.

⑤ 망막박리(视网膜脱离, retinal detachment)

망막박리는 망막의 안쪽 감각신경층과 바깥쪽의 색소상피층(色素上皮层) 사이가 떨어지면서 발생한다. 망막열공(视网膜撕裂)이 원인이 되었는지에 따라 열공망막박리(孔源性视网膜脱离)와 비열공망막박리(非孔源性视网膜脱离)로 나누게 된다. 열공망막박리는 감각신경망막에 열공이 생기고 액화된 유리체가 열공 사이로 들어오면서 박리가 일어나게 되고, 비열공망막박리는 당뇨망막병증, 망막혈관염(视网膜血管炎) 등에 의해서 안구 내 섬유조직이 생기면서

망막이 박리되게 된다.

2) 각막 질환

안구의 외막(outer coat)은 앞쪽의 각막과 뒤쪽의 공막(sclera)으로 구성이 된다. 각막혼탁(角膜混浊, corneal opacity)은 투명한 각막이 부종(浮肿), 염증, 염증 후 반흔에 의하여 혼탁해지는 것을 말한다. 각막궤양(角膜溃疡, corneal ulcer) 및 각막염(角膜炎, keratitis)에 의한 각막혼탁은 중요한 실명 원인의 하나인데, 세균이나 바이러스 진균 등이 원인이 될 수 있다. 각막염각막궤양(角膜炎角膜溃疡)은 발생 부위에 따라 중심각막궤양(中心性角膜溃疡)과 주변각막궤양(边缘性角膜溃疡)으로 나뉜다. 중심각막궤양은 폐렴구균(肺炎球菌), 녹농균(绿脓菌)을 비롯한 세균이 가장 흔한 원인을 차지하는 반면 주변각막궤양은 세균감염 등에 의한 알레르기반응이나 자가면역질환(自体免疫性疾病)의 합병증으로 나타나는 경우가 많다.

3) 결막 질환

결막은 눈 부위에서 외부에 노출되어 있는 부위이기에 항상 여러 종류의 미생물들이 침범하기 쉽고 꽃가루, 약품, 화장품 등의 자극적인 물질들과도 접촉이 잦을 수밖에 없다. 이와 같은 이유로 결막염(conjunctivitis)의 원인은 세균, 바이러스, 진균, 기생충 등의 미생물뿐만 아니라 유기 및 무기물의 독성이나 과민반응 등으로 다양하다. 또한 자각증상으로 통증, 이물감, 가려움증 등이 나타나고 타각증상으로 충혈, 눈 분비물, 결막부종, 눈꺼풀 처짐 등의 증상이 관찰될 수 있다.

4) 포도막 질환

안구의 중막(middle coat)은 포도막이라고 부르고 많은 색소를 함유하고 있는 혈관이 풍부한 조직이다. 포도막염(葡萄膜炎, uveitis)은 포도막에서 가장 흔하게 발견되는 질환이며, 발생 부위에 따라 홍채염(虹膜炎), 모양체염(睫状体炎), 맥락막염(脉络膜炎) 등으로 불린다. 포도막염의 원인은 외상이나 감염에 의한 경우가 많지만 확실한 원인을 알 수 없는 자가면역질환 등도 포도막염을 일으킬 수 있다. 증상은 충혈, 시력저하, 눈부심, 통증 등이 나타나며 염증이 지속되는 경우에는 이러한 증상은 거의 사라지지만 시력저하가 심해지게 된다.

5) 녹내장(glaucoma)

녹내장이란 시신경의 이상으로 인하여 시야 결손이 나타나는 질환이다. 우리 몸의 혈압과 마찬가지로 눈에는 안압이 있는데 안압은 방수의 양에 의해 결정되며 방수의 생성과 배출의 균형에 이상이 생기면 안압이 높아지게 된다. 안압이 높아지면 안구의 조직 중 특히 약한 조직인 시신경을 압박하고, 시신경으로 가는 혈류의 흐름을 저하시켜 결국 시야 손상을 불러온다. 녹내장으로 인한 시신경 손상은 현재까지 어떠한 치료로도 회복시킬 수 없다. 그래서 조기 진단을 통한 시신경 손상 방지가 중요하다.

6) 백내장(白内障, cataract)

백내장이란 우리 눈 속의 투명한 수정체에 혼탁이 온 상태를 말한다. 백내장, 즉 수정체에 혼탁이 오는 원인으로는 노화현상, 외상, 포도막염이나 당뇨 등 안과적 질환의 합병증 또는 전신질환의 합병증 등 여러 가지가 있으나, 가장 흔한 것이 소위 노인성백내장이라 하는 노화에 의한 것이다. 증상은 일반적으로 눈에 별다른 불편감 없이 시야 감퇴만을 느끼게 되는 경우가 대부분이지만 녹내장 등의 다른 이상이나 백내장의 합병증이 동반되는 경우에는 증상이 **빠르게** 나타날 수 있다.

(2) 시신경질환

1) 시신경염(视神经炎, optic neuritis)

시신경염은 시신경 부위에 감염(infection), 염증(inflammation), 변성(変性, degeneration), 말이집탈락(脱髄鞘疾病, demyelination) 등이 나타난 경우를 지칭한다. 시신경염은 발생 부위에 따라 이름을 다르게 부르기도 하는데 시신경 유두부(視神经盘部)에 부종을 동반한 염증이 있는 경우는 유두염(視神经盘炎, papillitis)이라고 지칭하고 시신경 유두부에 이상이 발견되지 않으면 눈뒤시신경염(球后视神经炎, retrobulbar optic neuritis)으로 구분하여 부르기도 한다. 시신경염의 증상은 주로 50세 이하에서 발생하며 눈을 움직일 때 통증이 나타나는 경우가 흔하다.

2) 허혈시신경병증(缺血性视神经病変, ischemic optic neuropathy)

허혈시신경병증은 시신경에 산소와 영양분을 공급하는 혈관 중의 하나인 뒤섬모체동맥(后纤毛体动脉)의 경색으로 발생하는 질환이다. 허혈시신경병증의 특성과 증상은 주로 50세 이상의 고령에서 갑자기 시력장애와 시야결손이 발생하는데 시신경염과는 달리 통증을 호소하는 경우는 드물고 색각 이상도 없거나 경미한 경우도 많다. 보통은 한쪽 눈에 먼저 발생한 후 다른 쪽 눈에 발생하는 양상을 보이나 두 눈에 동시에 나타나는 경우도 있다.

3) 외상시신경병증(外伤性视神经病変, traumatic optic neuropathy)

외상시신경병증은 직간접적인 외상으로 인하여 시신경이 손상된 경우이며 머리 외상과 동반된 경우 안과 검사가 지연되거나 어려운 경우도 종종 있다. 시력감소, 색각장애, 시야결손 등이 나타날 수 있으며 시신경 위축은 손상 후 3주 이상이 경과된 후에 나타나는 것이 일반적이다.

4) 중독·영양시신경병증

중독시신경병증(中毒性视神经病変, toxic optic neuropathy)은 메탄올(甲醇, 木醇, methanol), 에탐부톨(乙胺丁醇, ethambutol),

스트렙토마이신(链霉素, streptomycin) 등에 의해서 나타날 수 있는 질병이다. 영양시신경병증(营养性视神经病变, nutritional optic neuropathy)은 비타민 B의 부족으로 나타날 수 있으며 술, 담배에 중독된 경우도 영양결핍 등으로 인한 영양시신경병증이 나타날 수 있다.

5) 유전시신경병증(遗传性视神经病变, hereditary opticy)

유전시신경병증은 대부분 두 눈의 시신경유두황반의 신경섬유층이 소실되어(视乳头黄斑束神经纤维层受损) 중심시력이 저하되고 암점이 나타난다. 시신경위축은 주로 귀쪽창백(颞叶苍白, temporal pallor)양상을 보이는 것이 일반적이다. 보통염색체우성(普通染色体优性), 보통염색체열성(普通染色体劣性), X염색체연관, 시신경증관 같이 멘델의 유전법칙(孟德尔遗传定律, Mendel's laws)을 따르는 경우도 있지만 모계유전이 되는 미토콘드리아 유전방식(线粒体遗传方式, mitochondrial genome)을 보이는 레베르유전시신경병증(Leber遗传性视神经病变, Leber's hereditary optic neuropathy)도 있다.

6) 그 외 질환

그 외 시신경 손상으로 자주 발생되는 질환에는 시신경유두결손(视神经乳头亏损, optic disc coloboma), 말이집신경섬유(髓磷脂的神经纤维, myelinated nerve fiber), 거짓유두부종(假性视乳头水肿, pseudopapilledema), 시신경아교종(视神经胶质瘤, optic nerve glioma), 시신경아교모세포종(视神经胶质母细胞瘤, optic nerve glioblastoma), 수막종(脑膜瘤, optic nerve meningioma), 유두부종(假性视, papilledema), 시신경위축(视神经萎缩, optic atropy) 등이 있다.

(3) 사시 질환

사시는 크게 사시(heterotrophia)와 사위(隱斜視, heterophoria)로 나뉜다. 사시는 한쪽 눈의 시선이 편위되어 있어 두눈보기(兩眼視)가 불가능하다. 사위는 두 눈을 융합할 수 있어서 두눈보기가 어느 정도는 가능하지만, 한 눈을 가려서 융합을 방해할 때, 피곤할 때, 아침에 일어났을 때, 열이 날 때 등의 융합이 약해지는 상황에서 사시가 나타나기도 한다.

사시 질환은 일반적으로 아래와 같이 구분하는 경우가 많다.

① 내사시(內斜視, esotropia): 안구가 안쪽(코방향)으로 편위된 경우이다.

② 외사시(外斜視, exotropia): 안구가 바깥쪽(귀방향)으로 편위된 경우이다.

③ 상사시(上斜視, hypertropia): 안구가 위쪽으로 편위된 경우이다.

④ 하사시(下斜視, hypotropia): 안구가 아래쪽으로 편위된 경우이다.

⑤ 내회선사시(內旋转斜視, incyclotropia): 각막가장자리의 위쪽 중심이 안쪽으로 기우는 경우이다.

⑥ 외회선사시(外旋转斜視, excyclotropia): 각막가장자리의 위쪽 중심이 바깥쪽으로 기우는 경우이다.

⑦ 한눈사시(一眼斜視, monocular strabismus): 사시가 항상 한쪽 눈에만 국한된 경우이다.

⑧ 교대사시(交叉斜視, alternating strabismus): 두 눈이 교대로 편위되는 경우이다.

⑨ 일치사시(一致斜視, comitant strabismus): 주시안이나 주시방향과 상관없이 편위각이 일정한 사시이다.

⑩ 불일치사시(不一致斜視, incomitant strabismus): 주시안이나 주시방향에 따라서 편위각이 변화하는 사시이다.

10.2 진료 표현

가: 눈은 언제부터 빨갛게 되었습니까?
나: 3일 전부터 빨갛게 되었습니다.
가: 안구건조증(眼球干燥症 , 眼干症)이 있으십니까?
나: 네, 안구건조증이 있습니다.
가: 안약을 사용한지는 얼마나 되셨습니까?
나: 6개월 가량 되었습니다.
가: 사물을 볼 때 눈이 쉽게 피로하십니까?
나: 네, 눈이 쉽게 피로합니다.
가: 얼마나 지난 후에 눈에 피곤함이 나타납니까?
나: 대략 30분 후에 발생합니다.
가: 예전에 눈에 외상을 입은 적이 있습니까?
나: 네, 예전에 외상을 입은 적이 있습니다.
가: 외상 후 시력이 낮아졌습니까?
나: 외상 후 시력이 많이 낮아진 것 같습니다.
가: 빛을 보기 어렵습니까?
나: 네, 빛을 보기 어렵습니다.
가: 바람이 불 때 눈물을 흘리십니까?
나: 그렇습니다. 저는 바람이 불 때 눈물을 흘립니다./아닙니다. 저는 바람이 불 때 눈물을 흘리지 않습니다.

가: 평소에 눈이 아픕니까?
나: 네, 평소에 눈이 아픕니다.
가: 이전에 눈병에 걸리신 적이 있으십니까?
나: 네, 홍막염에 걸린 적이 있습니다.
가: 가족 중에 본인과 비슷한 눈병을 앓은 사람이 있습니까?
나: 저의 어머니도 이 병이 있었습니다.
가: 최근 레이저 빛을 접촉한 적이 있습니까?
나: 지금까지 한번도 없었습니다.
가: 예전에는 시력이 어떠했습니까?
나: 예전에도 시력이 좋지 않았습니다.
가: 난시가 있으십니까?
나: 그렇습니다. 난시가 있습니다.
가: 앞의 글자가 또렷하게 보이십니까?
나: 네, 또렷하게 보입니다./아닙니다. 그다지 또렷하게 보이지 않습니다.
가: 색맹이 있습니까?
나: 네, 저는 색맹입니다./아니요. 저는 색맹이 아닙니다.
가: 어두울 때 불빛을 보면 빛번짐(光暈)이 있습니까?
나: 그렇습니다. 빛번짐이 있습니다.
가: 옆에 보이는 불빛은 무슨 색깔입니까?
나: 노란색입니다.
가: 야맹증이 있습니까?
나: 저는 야맹증이 없습니다.
가: 사물을 볼 때 복시현상(复视现象)이 있습니까?
나: 그렇습니다. 복시현상이 있습니다.
가: 평소에 본인 눈 앞에 무언가가 있는 것 같습니까?

나: 네, 눈 앞에 검은 점들이 이동하는 것 같습니다.

가: 혈압은 어떻습니까?

나: 혈압은 비교적 높은 편입니다.

가: 본인의 안경은 알맞습니까?

나: 네, 알맞습니다. 안경을 쓰면 글자가 또렷하게 보입니다.

가: 사물과의 거리가 얼마일 때 가장 또렷하게 보입니까?

나: 5미터 정도일 때입니다.

자주 사용하는 표현

안경을 착용하십니까?

콘텍트렌즈(隐形眼镜)를 많이 착용합니다.

혈압약을 복용하십니까?

눈을 다친 적이 있습니다.

밝은 빛을 못 쳐다 봅니다.

시력은 좋은 편입니다.

시력이 매우 낮습니다.

시력이 갑자기 나빠졌습니다.

안경이 없으면 아무것도 볼 수 없습니다.

백내장 수술을 하고 싶습니다.

11. 이비인후과 진료

 이비인후과(耳鼻咽喉科, otorhinolaryngology)는 귀, 코, 목(인두, 후두)에 관련된 질환에 대한 내과적 및 외과적 치료를 하는 전문 진료과이다. 귀(이과), 코(비과), 목(두경부외과)의 3개 분과 형태로 나누어지며 최근에는 이과학, 신경이과학, 비과학, 안면성형의학,

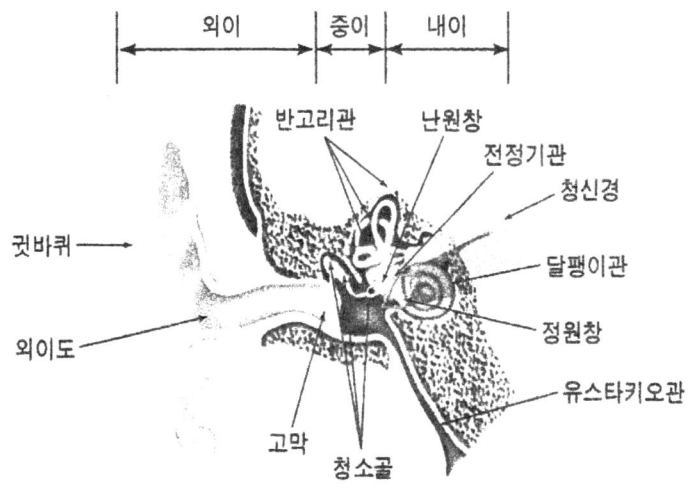

〈귀의 구조〉

수면의학, 두경부외과학, 후두과학, 기관식도과학, 음성언어의학 등으로 세분화하기도 한다.

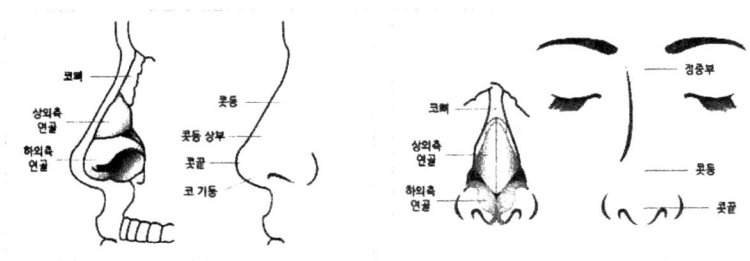

〈코의 구조〉

11.1 관련 지식

이비인후과학은 크게 이과학, 비과학, 두경부학으로 나눌 수 있다. 각각은 매우 다양한 질환군이 존재하며 이비인후과학은 이를 치료하는 것이 학문의 궁극적 목적이다.

(1) 귀의 질환

이비인후과를 찾는 많은 사람들 중에 가장 많은 환자 수를 차지하는 것은 흔히 감기라고 불리는 상기도감염(上气道感染, URI: Upper Respiratory Infection)이며 그 바로 뒤를 중이염(中耳炎, otitis media)이 차지한다. 중이염은 모체로부터 받은 면역성이 소실되는 시기로 알려진 생후 6개월이 지나면 발병률이 급격히 증가하기 시작하여 3세까지 약 70%의 유소아가 적어도 한 번 이상은 앓는다고 알려져 있다. 3세가 넘어 감염에 대한 면역 능력이 증진되면 발병률은 점차 감소하기 시작한다. 중이염은 급성 중이염(急性中耳炎, AOM: Acute Otitis Media), 삼출성 중이염(滲出性中耳炎, otitis media exsudativa), 만성 중이염(慢性中耳炎, COM: Chronic Otitis Media) 등이 있다.

난청(难听, hearing loss)은 소리가 잘 들리지 않는 증상을 말한다. 난청을 유발할 수 있는 질환은 매우 다양하며 난청이 발생했을 때 그 원인에 대해 찾아내고 교정하는 것이 이비인후과가 난청에 대해 하는 일이다. 난청은 그 원인에 따라 전음성 난청(传音性难

听, conduction deafness)과 감각신경성 난청(感觉神经性难听, sensorineural hearing loss), 그리고 혼합성 난청(混合性难听, mixed hearing loss)으로 분류한다. 전음성 난청은 소리를 전달하는 고막(鼓膜, tympanic membrane)이나 이소골(耳小骨, ossicle)의 이상이 있거나 이들 간의 소리 전달 경로가 이상이 있을 때, 즉 소리의 전달 과정에 문제가 발생한 경우를 의미한다. 감각신경성 난청은 소리를 감지하는 기관에 문제가 발생하거나 그 후 신경을 통한 전달 경로에 문제가 있는 경우를 의미한다. 혼합성 난청은 앞서 언급한 전음성과 감각신경성이 혼재되어 있는 경우를 말한다. 난청을 유발하는 흔한 질병으로는 나이가 들면서 청각이 약화되는 노인성 난청, 지속적으로 소음에 노출되었을 때 발생하는 소음성 난청 등이 있다.

어지럼증(眩气症, dizziness)은 귀 안에서 인체의 평형감각에 일조하는 전정기관(前庭器官, vestibular organ)에 의해 일어나기도 하지만 그 외에 다양한 원인에 의해서도 일어날 수 있어 어지럼증이 있다고 해서 꼭 이비인후과적 문제가 있다고는 볼 수 없다. 어지럼증 중 현훈(眩晕, vertigo)은 사전적 정의로 본인이나 주위가 빙글빙글 도는 느낌을 의미하며 현훈이 있을 경우 내이(内耳, inner ear)의 전정기관에 장애가 있을 가능성은 높아진다. 이비인후과적으로 어지럼증이 있을 때 주요 질환으로는 양성발작성 체위변환성 현훈(良性发作性体位变换性眩晕, BPPV, Benign Paroxysmal Positional vertigo), 메니에르병(美尼尔尼症, ménière's disease) 등이 있다.

(2) 코의 질환

부비동염(副鼻洞炎, sinusitis)은 코의 주변에 존재하는 부비동(副鼻洞, sinus)이라는 공간에 염증이 생기는 것을 의미한다. 일반인들에게는 축농증(蓄膿症, sinusitis)이라는 이름이 더 친숙하다. 흔히 상기도 감염이 부비동염으로 진행하는 경우가 많다. 바이러스성으로만 그치는 경우도 많으나 이차적으로 세균 감염이 일어날 수도 있고 그런 경우 항생제 치료가 필요할 수 있다. 주요 증상은 화농성 콧물과 후각장애, 피곤함, 두통 등이 있다.

알레르기성 비염(allergic rhinitis)은 아토피성 피부염(atopic dermatitis) 그리고 알레르기성 결막염(allergic conjunctivitis)과 더불어 많은 사람을 고통스럽게 하는 알레르기성 질환이다. 알레르기성 비염은 반복적인 재채기, 가려움증, 다량의 수양성 콧물(淸鼻涕), 코막힘 등이 주요 증상이며, 면역 체계의 이상으로 발생한다. 현재까지 증상 조절이 주요 치료 전략이며 완치를 위해 면역 요법(免疫療法, immunotherapy) 등이 연구되고 있다.

비중격(鼻中隔, nasal septum)은 일반인들에게 흔히 콧대라고 불리는 부분이다. 비중격의 경우 모양이 정상적이지 않은 기형(畸形, deformity)이 주요 질환이며 이외에 비중격에 구멍이 뚫리는 비중격천공(鼻中隔穿孔, septal perforation)이나 궤양(ulceration) 등의 증상이 있을 수 있다. 최근에는 미용 열풍과 관련하여 비중격의 모양을 좀 더 아름다운 형태로 바꾸는 비중격 성형으로 병원을 찾는 경우가 다른 질환에 비해 많아지고 있다.

(3) 두경부 질환

두경부는 포함하고 있는 기관의 개수가 많고 기관당 발생하는 질환이 각각 있어 관련 질환의 개수가 비교적 많다. 특히 많은 질환으로는 편도선과 인두, 후두 그리고 근처의 림프조직 등을 침범하는 감염성 질환이 있다.

두경부에 존재하는 많은 기관에는 종양이 발생할 가능성이 있고 종양이 발생했을 때 치료 특히 수술적 치료를 담당하는 것이 이비인후과학이다.

  대표적 질환으로 최근 갑상선에 발생하는 갑상선암(甲狀腺癌, thyroid cancer)이 급증하고 있어 많은 사람이 이를 수술하기 위해 이비인후과를 찾고 있다.

  두경부에는 각종 림프조직들이 많아 림프종(lymphoma)이 발생하기도 하며 다른 곳에서 발생한 종양이 이곳의 림프조직으로 전이(转移, metastasis)되기도 한다.

11.2 진료 표현

가: 평소 감기 증상이 있으십니까?
나: 네, 평소 감기 증상이 있습니다.
가: 감기 증상이 있은 지 얼마나 되었습니까?
나: 3달 정도 되었습니다.
가: 자고 일어나면 목이 아프지는 않습니까?
나: 네, 자고 일어나면 목이 많이 아픕니다.
가: 꽃가루에 민감한 편입니까?
나: 네, 비교적 민감한 편입니다.
가: 제 목소리가 잘 들리십니까?
나: 희미하게 들리는 편입니다.
가: 청력감퇴가 있는 것 같습니까?
나: 네, 청력감퇴가 있는 것 같습니다.
가: 한쪽에 청력감퇴가 있는 것 같습니까? 아니면 양쪽에 있는 것 같습니까?
나: 왼쪽에 청력감퇴가 있는 것 같습니다.
가: 청력감퇴 증상이 있은 지 얼마나 되었습니까?
나: 대략 3일 되었습니다.
가: 제 목소리를 들을 수 있습니까?
나: 잘 들리지 않습니다./그렇습니다. 들을 수 있습니다.

가: 지금 어느 쪽 귀가 안 들리십니까?
나: 오른쪽 귀입니다.
가: 평소에 귀울림이 있습니까?
나: 네, 오른쪽 귀에 귀울림이 있습니다.
가: 귀에서 물이 흘러 나온 적 있습니까?
나: 물이 흘러 나온 적은 없습니다.
가: 평소에 코가 잘 막히십니까?
나: 그렇습니다. 코가 잘 막힙니다.
가: 축농증을 앓아 본 적이 있습니까?
나: 네, 젊었을 때 축농증을 앓아 봤습니다.
가: 각종 냄새를 맡을 수 있습니까?
나: 아닙니다. 저는 냄새를 잘 맡지 못합니다.
가: 평소에 자주 코피가 나십니까?
나: 그렇습니다. 자주 코피가 납니다.
가: 코피가 한 쪽에서 납니까? 양 쪽에서 납니까?
나: 한 쪽에서 납니다.
가: 왼쪽에서 피가 납니까? 오른쪽에서 납니까?
나: 왼쪽에서 피가 납니다.
가: 코에 화농성(化膿性) 고름이 있습니까?
나: 네, 화농성의 고름이 흐릅니다.
가: 화농성 고름에 악취가 납니까?
나: 네, 악취가 납니다.
가: 목이 안 아픈 지 얼마나 됐습니까?
나: 1주일 됐습니다.
가: 현재 목소리가 쉬었습니까?
나: 아니요. 목소리가 쉬지는 않았습니다.

가: 알레르기 치료를 받은 적이 있으십니까?
나: 아니요. 알레르기 치료를 받은 적은 없습니다.

자주 사용하는 표현
알레르기 치료가 필요합니다.
알레르기 비염 수술을 권장합니다.
축농증이 있습니다.
목감기 증상이 있습니다.
편도가 많이 부었습니다.
기침이 멈춰지지 않습니다.
콧물이 끊임없이 쏟아집니다.
감기를 사계절 내내 달고 삽니다.
한쪽 귀가 먹먹합니다.
고막이 찢어질 듯 아픕니다.

12. 정형외과 진료

 정형외과(骨科, orthopedics)라는 말은 희랍어의 orthos와 paidos를 합친 복합어로 '바로 잡는다'라는 뜻으로 소아기의 변형을 교정하고 예방하는 학문을 의미하였다. 하지만 현대적 의미에서는 사지와 척추 그리고 그 부속기의 형태와 기능을 내과적, 외과적, 물리학적 방법으로 연구 및 보존하고 발전시키는 의학의 한 분야로 정의할 수 있다.

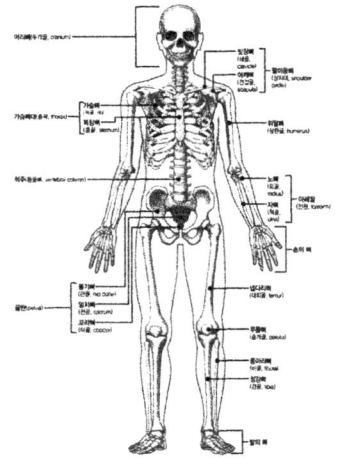

〈인체 골격〉

12.1 관련 지식

정형외과학은 사람의 몸 중 뼈와 관절로 이루어진 근골격계(筋骨格系, musculoskeletal system)의 정상 상태 및 기능에 대해 연구하고, 더 나아가 이 계통에 문제가 발생하였을 때 이를 치료하는 학문을 말한다.

근골격계는 근육과 뼈가 주축이 되어 있는 계통으로, 사람의 외형적인 형체를 형성하고, 주요 움직임을 가능하게 해 주는데 관련되어 있다. 사람의 뼈는 태어날 때 300개 이상으로 구성되나 성장하면서 각각의 뼈가 유합되어 성인이 되었을 시 총 206개로 구성된다.

이 뼈에는 사람에서 가장 중요한 조직인 뇌를 보호해 주는 두개골(头盖骨, cranial bones)에서 시작해서 사람의 몸통 부분을 강하게 지지하고 골격을 만들어 주는 척추뼈(脊椎, vertebrae), 팔과 다리 등 사지를 이루는 등 큰 뼈와 손가락뼈나 발가락뼈 같이 세밀한 움직임을 위한 작은 뼈들로 구성되어 있다.

근육은 뼈와 뼈 사이나 뼈와 연조직(soft tissue) 등을 연결하여 뼈와 연조직 등에 움직임을 부여한다. 사람에는 뼈의 숫자보다 훨씬 많은 수의 근육이 존재하며, 이러한 근육을 통해 사람은 뛰거나 걷는 등의 큰 움직임과 숟가락질, 젓가락질 같은 작고 세밀한 움직임을 할 수 있다.

정형외과학의 근간이 되는 근골격계통 질환의 분류는 질환이 발생한 조직, 해부학적 부위와 원인, 질병의 발생 경로 등으로 나눌 수 있다. 조직에 의한 분류는 피부, 근육과 힘줄(tendon), 신경(神经, nerve), 혈관(血管, blood vessel), 뼈(骨, bone) 그리고 관절(关节, joint) 등과 이들 사이를 연결하는 지방 및 섬유조직(connective tissue) 등으로 나눌 수 있다.

근육에서 발생하는 질환으로는 근육을 많이 사용해서 발생하는 근육통(筋肉痛, myalgia)이 대표적이며, 근육에 과도한 힘이 가해져서 발생하는 근육파열(筋肉破裂, muscle rupture) 등도 발생할 수 있다. 힘줄에는 많은 사용으로 인해 힘줄에 염증이 발생하는 힘줄염(tendinitis)이 대표적이고, 힘줄에 과한 힘이 가해져서 끊어지는 힘줄파열(tendon rupture) 등이 발생한다. 신경은 외상 등으로 인해 끊어지는 경우가 있으며, 이외에 연조직 등에 눌려 신경 자극이 과도하게 되는 터널증후군(腕关节综合症, 腕管综合征, tunnel syndrome) 등의 질환이 있다. 혈관의 경우, 혈관의 퇴행적 변화로 죽상경화증(竹状硬化症, atherosclerosis)이 혈관 내에 발생하여, 사지로 가는 혈관의 흐름에 문제가 생겨 발생하는 폐쇄동맥경화증(闭锁动脉硬化症, arteriosclerosis obliterans) 등의 질환이 있다.

뼈는 외상 등으로 인해 골절이 일어나거나, 뼈 안에서 발생하는 종양 등도 있고, 뼈의 치밀함에 문제가 생기는 골다공증(骨多孔症, osteoporosis)과 같은 질환도 발생할 수 있다. 체중을 지탱하는 관절이나 손가락 같이 많이 사용하는 관절은 퇴행성 변화가 진행하여 퇴행성 관절염(退行性关节炎, osteoarthritis, degenerative arthritis)이 나타날 수 있다. 류마티스 관절염(类风湿性关节炎, rheumatoid arthritis) 및 강직성 척추염(关节强硬性脊椎炎) 같은 류마티스 질환도 관절을 주로 침범한다.

질병 부위에 따른 분류는 상지에서 손, 손목 관절(手根关节, wrist joint), 아래팔(前腕, forearm), 팔꿈치(肘关节, elbow joint), 위팔(上腕, arm), 그리고 어깨 부위(肩胛部, shoulder)의 질환으로 나누어 볼 수 있다. 척추는 경추부(颈椎部, cervical spine), 흉추부(胸椎部, thoracic spine), 요추부(腰椎部, lumbar spine), 그리고 천추(荐椎, sacrum)와 미추부(尾椎, coccyx)로 나누어 생각할 수 있다. 하지에서는 골반부(骨盘部, pelvis), 고관절(股关节, pelvis), 대퇴부(大腿部, thigh), 슬관절(膝关节, knee joint), 하퇴부(下腿部, leg), 발목(족근)관절(足根关节, ankle joint), 그리고 발(足部, foot)로 세분하여 각각 접근하여 볼 수 있다.

정형외과 질환의 원인은 매우 다양하고 현재까지의 의학적 지식으로는 원인에 의한 질병의 분류는 매우 어려워 질병의 원인과 경로를 한꺼번에 합쳐서 분류하는 경우도 있다. 이러한 관점에서 사지와 척추의 질환을 분류하여 보면, 출생 시부터 가지고 있는 선천성 기형, 대사성 질환, 외상, 종양, 감염, 류마티스 관절염 같은 자가면역질환, 골관절염 같은 퇴행성 질환, 그리고 원인과 진행경로를 잘 정의할 수 없는 미분류질환 등으로도 나누어 볼 수 있다.

12.2 진료 표현

가: 팔다리 중 아픈 곳이 있습니까?
나: 있습니다. 특히 오른쪽 다리가 아픕니다.
가: 과거에 수술을 받은 적이 있습니까?
나: 수술을 받은 적은 없습니다.
가: 통증이 심한 관절은 어떤 관절입니까?
나: 무릎관절입니다.
가: 무릎관절이 부었습니까?
나: 그렇습니다. 무릎관절이 심하게 부었습니다.
가: 다른 관절은 괜찮습니까?
나: 허리도 조금 아픈 편입니다.
가: 통증이 날씨와 관계가 있습니까?
나: 관계가 있습니다. 비가 내리거나 추운 날 통증이 심해집니다.
가: 걸을 때 통증이 심해집니까?
나: 그렇습니다. 가끔은 통증 때문에 걷지 못합니다./아닙니다. 거의 똑같습니다.
가: 아픈 곳에 발열이 있습니까?
나: 그렇습니다. 무릎관절에 발열이 있습니다.
가: 최근 무언가에 부딪힌 적이 없으십니까?
나: 없는 것 같습니다.

가: 관절에 무리가 가는 운동이나 물건을 옮긴 적은 없습니까?
나: 최근에는 없었습니다.
가: 류머티즘성 관절염을 앓아 본 적이 있습니까?
나: 있습니다. 류머티즘성 관절염을 앓았었습니다. 이미 2년이 되었습니다.
가: 장시간 걸을 경우 다리가 저리십니까?
나: 그렇습니다. 다리가 저립니다.
가: 어깨를 만지면 통증을 느끼십니까?
나: 그렇습니다. 약간의 통증이 있습니다.
가: 과거 허리디스크 치료를 받으신 적이 없습니까?
나: 받은 적이 있습니다.
가: 얼마나 받으셨습니까?
나: 1년전에 3개월 가량 받았습니다.
가: 1년 단위 또는 몇 개월을 단위로 허리가 아프지 않으십니까?
나: 6개월에 한 번씩 허리가 심하게 아픈 것 같습니다.

자주 사용하는 표현
몇일째 손목이/발목이/어깨가 아픕니다.
허리디스크 증세가 있습니다.
엑스레이 사진 촬영이 필요합니다.
약간의 골절이 있습니다.
오십견을/터널증후군을 앓고 있습니다.
관절에 무리가 오는 운동은 피하십시요.
허리/관절 통증으로 잠을 잘 수가 없습니다.
다리를/발목을 삐끗한 것 같습니다.

인대/힘줄/근육 손상이 의심됩니다.

물리치료를 병행하는 것이 좋겠습니다.

13. 종양외과 진료

　종양외과(肿瘍外科, Surgical Oncology)는 인체의 기관들에 생긴 종양에 대해 연구하고 치료하는 학문으로 종양의 진행정도(staging) 확정, 치료방침 결정, 수술 및 기타 치료법 병행 치료를 주요 역할로 담당하고 있다.

위암
풍부한 내시경 시술 경험을 갖춘 숙련된 위대장내시경 전문의가 HD화질의 최신 내시경 장비를 사용하여 조기 위암을 진단합니다.

대장암
특수 시약 염색과 NBI 기법을 통해 대장암의 전구 병변인 용종과 선종 발견율을 높이고, 발견된 용종은 점막 절제술로 안전하게 제거합니다.

간암
혈액 샘플로 간암 표지자 수치를 측정하고 고해상도 초음파 장비로 간 영상을 얻어 이중으로 확인함으로써 작은 크기의 간암도 조기에 진단합니다.

유방암
정기적인 정도 관리와 영상의학과 전문의 자문 및 결과 판독으로 유방암을 진단합니다.

자궁경부암
국제적으로 표준화된 판독 지침을 따라 진단 병리 전문의가 판독하여 자궁경부암을 조기 발견합니다.

〈국가 5대암〉

13.1 관련 지식

　일반외과의 주요 영역인 종양은 부위와 악성도 및 조직학적 소견 등에 따라 여러 가지로 나누어 볼 수 있다. 그 중에서도 빈도가 높으며, 그만큼 의사들에게 중요한 종양을 각 분과에 따라 나누어 보면 다음과 같이 분류할 수 있다.

　(1) 소화기외과

　소화기외과에서 많이 발견되는 암종에는 위암(胃癌, stomach cancer), 간암(肝癌, liver cancer), 대장암(大肠癌, colorectal cancer) 등이 있다.

　위암은 소화기암 중 한국에서 가장 많이 발생하고 있는 암으로 그 수 또한 꾸준히 늘어나고 있는 추세이다. 위암의 발생에는 여러 가지 요인이 있으나 한국 특유의 맵고 짠 음식과 헬리코박터 파일로리(幽门螺杆菌, Helicobacter pylori) 등이 관련 있는 것으로 알려져 있다.

　간암은 주로 간경화(肝硬化, liver cirrhosis)를 통해 간암에 이르게 되는데, 간경화에 이르게 하는 주요 원인에는 만성 바이러스성 간염(chronic viral hepatitis)과 알코올성 간염(alcoholic hepatitis) 등이 있다. 특히 현재와 같이 예방접종 체계가 확립되기 전에는 수직감염(垂直感染, vertical transmission)에 의한 B형 간염(hepatitis B)이 만연하여 간암의 발병률이 높았다. 간암의 위험요소가 있는 경우 정기적인 간 초음파(肝超音波, liver ultrasonography)와 혈액 검사가 추천된다.

간암대장암은 위암에 이어 소화기암 발병률 2위를 차지하고 있는 암종이다. 대장암도 위암과 마찬가지로 지속적인 증가 추세에 있으며, 서구식 식사 문화의 유입 등이 그 원인으로 생각되고 있다.

(2) 유방외과

유방외과에서는 종양으로서 유방암(乳房癌, breast cancer)에 대해 연구하고 치료한다.

유방암은 유방에 생기는 악성종양(惡性肿疡, malignant cancer)을 모두 이르는 말로, 그 종류는 조직학(组织学, histology) 등에 의해 몇 가지로 분류될 수 있다. 유방암은 현재 한국 여성암 발병률에서 갑상선암(甲狀腺癌, thyroid cancer)에 이어 2위를 차지하고 있다.

한국에서 유방암의 발병률은 지속적으로 상승 중이며, 이는 현대인의 서구화된 생활과 연관이 있는 것으로 보인다. 이에 따라 유방암도 국가적인 5대 암 검진 사업에 포함되어 있다.

(3) 두경부외과

두경부외과적으로 가장 빈도가 높은 종양은 갑상선암이다. 현재 갑상선암은 한국 여성암 발병률 1위를 차지하고 있으며, 그 빈도는 최근에 와서 급속히 증가한 바 있다. 의학계에서는 이를 두고 갑상선암의 빈도 자체가 상승한 것이라기보다는 갑상선 초음파(thyroid ultrasonography) 등의 진단 기술이 발달하여 더 많이 암을 찾아낸 것이라는 의견이 지배적이다.

갑상선암은 예후가 매우 좋은 암종에 속하며, 다른 암이 5년 생존율(진단 후 5년 동안 생존하는 환자의 비율)을 가지는 데 비해 갑상선암은 10년 생존율 또는 20년 생존율을 가진다. 그러나 아무리 예후가 좋은 암이라고 해도 악성종양은 언제든지 환자를 죽음에 이르게 할 수도 있기 때문에 정확한 진단에 근거한 치료와 관찰이 필요하다.

(4) 소아외과

소아외과적으로 가장 잘 알려진 종양은 윌름씨종양(胚胎性癌肉瘤, Wilm's tumor, nephroblastoma)이다. 윌름씨종양은 신장 기원의 배아세포종으로 흔치는 않은 종양이다. 환자의 80%는 1~5세 사이에서 발병하며, 특히 3~4세 사이에서 가장 많은 발생률을 보인다. 통상 부모가 목욕 중 아이의 복부에서 덩어리를 촉진(触诊)하여 내원하는 경우가 많다. 치료는 통상 NWTS(National Wilm's Tumor Study Group)의 프로토콜(协议, 协定)에 따라 이루어지며, 항암화학요법(抗癌化学療法, chemotherapy), 방사선요법(放射线療法, radiation therapy), 절제술(切除术, excision) 등의 치료방법이 있다.

13.2 진료 표현

가: 종양을 발견한지 얼마나 되었습니까?
나: 1년정도 되었습니다.
가: 과거 부상이나 사고를 당한 적이 있으십니까?
나: 부상을 당한 적은 없습니다. 제 종양이 악성입니까?
가: 악성은 아닙니다. 무서워하지 마십시오. 종양이 자주 아프십니까?
나: 아닙니다. 전혀 아프지 않습니다.
가: 근래에 당신의 종양이 빨리 자랍니까?
나: 그렇습니다. 특히 최근 몇 달 간 빨리 자라납니다.
가: 종양이 생긴 후 살이 빠졌다고 느끼십니까?
나: 그렇습니다. 저는 5킬로그램이 빠졌습니다.
가: 등에 종양이 자란지 얼마나 되었습니까?
나: 이미 3년 정도 되었습니다.
가: 이전에 외상을 입은 적이 있습니까?
나: 그렇습니다. 외상을 입은 적이 있습니다.
가: 어떻게 부상을 입었습니까?
나: 몇 년 전 오토바이와 부딪혀 외상을 입었습니다.
가: 그 때 피가 많이 났습니까?
나: 그렇습니다. 피가 매우 많이 났습니다.

가: 부상을 입었을 때 당신은 기절했습니까?
나: 아닙니다. 기절하지 않았습니다.
가: 사고 발생 후 구토를 한 적이 있습니까?
나: 아닙니다. 구토를 한 적이 없습니다.
가: 그 때 의식을 상실했습니까?
나: 그렇습니다. 대략 10분 간 의식을 상실했습니다.
가: 부상 당한 후 혈뇨를 보았습니까?
나: 그렇습니다. 부상을 당한 후 혈뇨를 본 적이 있습니다.
가: 종양이 가렵거나 아프지는 않습니까?
나: 종양을 만지면 조금 아픕니다.
가: 술이나 담배를 하십니까?
나: 술과 담배를 끊은 지 10년 됐습니다.

자주 사용하는 표현
갑자기 생겨났습니다.
많이 부풀어 올랐습니다.
암으로 이어지지는 않습니다.
레이저 수술을 받은 적 있으십니까?
MRI 검사가 필요합니다.
통증이 있는 건 아닙니다.
건드리지 않는 것이 좋습니다.
더 이상 커지지는 않았습니다.
물혹(腱鞘囊肿, 水泡)이 있을 가능성이 높습니다.
간단한 제거 수술만 하면 됩니다.

14. 치과 진료

 치과(齒科, dentistry)는 치아에 발생하는 각종 질환의 원인, 증상, 치료 그리고 건강관리방법에 대해 연구하고 시술하는 전문 진료 분야로 유아기 또는 노년기에 한 번 이상은 찾게 되는 진료 과목이라고 할 수 있다.

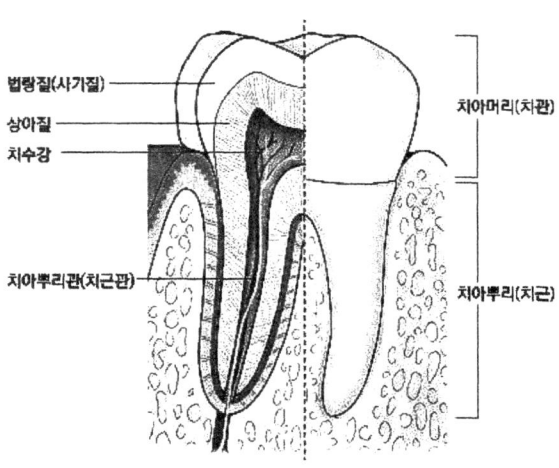

〈치아 구조〉

14.1 관련 지식

치의학은 교육 과정에 속하는 기초 치의학과 병원에서 직접 환자를 보는 임상 치의학 분야로 나눌 수 있다.

(1) 기초 치의학

① 구강생리학(口腔生理学, oral biology)

구강생리학은 치아와 치주조직의 생리, 치수조직(牙髓组织), 교합과 저작기능(咀嚼功能), 흡인, 연하, 구토, 구호흡(张嘴呼吸) 등을 연구하는 학문이며 촉각, 압각, 통각, 미각 등을 통괄하는 치아와 구강점막의 감각계, 타액생리와 발성생리 등이 연구영역에 포함된다.

② 구강생화학(口腔生化学, oral biochemistry)

생화학이란 생명현상을 연구하는 분야로 구강생화학은 치의학 연구의 가장 기본 학문이라 할 수 있다. 기초 학문으로서 생체 구성요소와 역할, 생명활동과 대사과정, 아미노산, 단백질 및 핵산대사와 고분자 화합물의 생합성, 그리고 구강악안면(口腔颌面) 분야 등을 배우게 된다.

③ 구강악안면병리학(口腔颚颜面病理学, oral maxillofacial pathology)

구강악안면병리학은 구강악안면에 발생하는 모든 질병과 원인에 대해 연구하는 기본 학문으로 질병의 개요, 원인, 임상적 소견, 조직 병리학적 소견, 예후 및 치료 등이 연구영역에 포함된다.

④ 두경부해부학(头颈部解剖学, head and neck anatomy)

두경부해부학은 치과의료 분야에서 외과적인 시술을 하는 경우에 필요한 학문이다. 외과적 시술에는 출혈이 동반되며 해부학적인 구조를 알지 못한 경우에는 시술이 불가능하기 때문에 임상 치의학을 학습한 뒤에도 재교육이 필요되는 분야이다.

⑤ 구강미생물학(口腔微生物学, oral microbiology)

구강미생물학은 구강 내 존재하는 모든 미생물의 성상을 연구하는 학문이다. 입 속은 세균들이 살아가기에 습도와 온도가 적절하기에 섭취 음식이 저류되면 세균번식은 급속히 증가된다. 이에 한 번 발생한 치주 질환은 재발이 빈번하며, 심혈관 질환이나 저체중 조산, 뇌졸중의 원인이 되기도 하기에 각별한 주의가 요구된다.

⑥ 예방/사회치과학(豫防/社会齿科学, preventive/social dentistry)

예방/사회치과학은 구강보건관리의 근본기전과 학문의 범위개념을 이해하고 학습하는 학문으로 구강 질환의 원인을 숙주요인, 병원체요인 및 환경요인으로 구분하여 각각을 제거하거나 조절하는 방법과 적절한 관리 및 예방처치 수단 등을 연구하여 개인과 국민 모두의 건강한 삶을 추구하는 학문영역이다.

⑦ 치과약리학(齿科药理学, dental pharmacology)

치의료인이면 누구나 알아야 하는 약과 약의 조제 및 효능효과에 관하여 학습하는 학문이다. 구강악안면의 부위뿐만 아니라 전신적인 영향과 상호작용, 소아와 성인 그리고 고령자에 이르는 약물 자체의 효과와 투약대상의 전신적 소견 등을 정확히 학습하는 학문영역이다.

⑧ 치과재료학(齿科材料学, dental materials)

치과재료학이란 치과치료나 치과기공소에서 사용되는 각종 재료들의 물성과 기초 지식을 습득하여 향후 정확히 사용하는 방법을 배우고 익히며 더 좋은 재료의 개발과 제조까지 추구하는 학문영역이다.

(2) 임상 치의학

① 영상치의학(映像齒医学, image dentistry)

영상치의학은 구강악안면의 영역에서 발생되는 여러 질환의 영상진단에 관한 교육, 진료 및 연구를 주요 업무로 하고 있다. 구내외 방사선 촬영, 파노라마 방사선 촬영, 두부규격 방사선 촬영, 악관절용 방사선사진 촬영, 조영 촬영, 투시촬영, 치과전용 CT(Computerized Tomography) 촬영에 의한 영상진단 등 주로 방사선 조사가 각종 의료대상에 미치는 영향을 연구한다.

② 구강악안면외과학(口腔顎頷面外科学, oral and maxillofacial surgery)

구강악안면외과학은 구강악안면의 영역에서 발생되는 외상, 낭종, 종양, 염증성 질환, 선천성 기형 등에 대한 진단, 치료방법 및 보철 전 외과적 처치 등 구강악안면 영역의 재건술에 대한 지식과 환자관리에 관한 능력을 습득한다. 두경부 외상의 재건치료, 구순구개열의 치료, 악안면 기형의 치료, 양성 및 악성종양제거수술, 치과 임플란트의 매식 및 골이식술, 수술교정, 골신장술, 심미외과수술 등 모든 시술의 종류와 관혈적 시술이 포함된다.

③ 소아치과학(齒科补缀学, prosthodontics)

소아치과학이란 어린이 및 청소년을 대상으로 인체의 성장발육과정에 발생하는 치아우식증, 치주질환, 치아의 발육장애 및 맹출장애, 부정교합, 외상 등의 소아-청소년기 구강악안면영역에 발생할 수 있는 모든 질병의 예방과 치료에 관한 지식과 치료기술을 익히고 연구하는 학문이다.

④ 안면통증구강내과학(口腔內科診斷学, oral medicine)

안면통증구강내과학은 입과 입 주위 조직의 건강과 질환을 연구하고 치료하는 학문으로 구강안면통증 및 턱관절 장애치료, 턱근육 장애, 구강작열감 증후군, 구취(입냄새), 이갈이, 연령감정, 구강점막질환, 구강건조증, 코골이 및 법치학(法齒學, forensic odontology) 분야의 업무를 총괄한다.

⑤ 치과교정학(齒科矯正学, orthodontolgy)

치아를 이동시키고 상하악골의 기능 및 성장을 감독하여 정상적인 교합과 올바른 안모를 형성하게 하는 모든 예방 및 치료과정을 포함하여 심미성 증진도 도모하는 학문이다. 성인교정, 보철 전 교정, 청소년 교정, 수술교정, 설측교정, 급속교정, 턱관절 교정, 투명교정 등이 포함된다.

⑥ 치과보존학(齒科保存学, conservative dentistry)

치과임상 부분에 근간을 이루는 분야로 치아의 내부조직인 치수 및 치아경조직 질환의 진행을 예방하고 손실·망실된 치아구조 및 기능을 심미적으로 회복시켜 치아를 보존하는 원리에 대해 교육시키는 학문이다. 우식(충치)처치, 복합레진 수복(复合树脂修复), 금 인레이(黄金镶嵌), 도재 인레이(陶瓷镶嵌), 레진 인레이(树脂镶嵌), 글래스아이노머(玻璃离聚物), 지각 과민증(知觉过敏症) 처치, 근관치료(牙髓治疗), 치아 외상처치, 외과적 근관치료, 치근첨 형설술(根尖诱导形成术) 등을 연구하며 치아재식술, 치아이식술, 치아미백술 등에 널리 활용되고 있다.

⑦ 치과보철학(齒科补缀学, prosthodontics)

치과보철학은 결손된 치아 또는 구강악안면의 조직을 생체 친화적 재료로 수복하여 환자의 기능과 형태를 회복 및 건강 유지하는 임상 및 기술적 내용을 교육하는 학문이다. 금관(金冠), 금속도재관

(烤瓷冠), 완전도재관(全瓷冠), 라미네이트(前牙合瓷修复, bonded porcelain restoration in the anterior dentition), 브릿지(牙桥) 등의 고정성 보철과 부분틀니, 완전틀니 등의 가철성 보철물로 구분하고 임플란트(植牙, dental implant), 악안면손상 보철, 턱관절 치료 등이 포함된다.

⑧ 치주과학(齒周科学, periodontology)

치주과학은 치아를 지지하고 있는 치아주위조직에 발생되는 치주질환의 원인 및 진단과 치료방법을 숙지하는 학문이다. 특히 치주질환의 발병과 연관된 국소적, 전신적 및 환경적인 요인등이 포함된다. 중점 숙지 분야에는 치석제거술, 잇몸염증치료, 치주낭(牙周囊袋)제거술, 치은성형술, 치조골이식술, 임플란트, 심미치주치료술(牙周美容治疗), 고령자 치과치료 등이 있다.

14.2 진료 표현

가: 어디가 불편하십니까?
나: 오른쪽 어금니가 쑤시듯이 아픕니다.
가: 찬물을 마실 때 이가 아프십니까?
나: 네, 찬물을 마실 때 이가 아픕니다.
가: 무언가를 깨물 때 이가 아픕니까?
나: 네, 무언가를 깨물 때 이가 아픕니다.
가: 이가 아프기 시작한지 얼마나 되었습니까?
나: 1달 정도 되었습니다.
가: 이에 자발통이 있습니까?
나: 네, 자발통이 있습니다.
가: 이전에 신경치료를 한 적이 있습니까?
나: 아니요. 신경치료를 한 적은 없습니다.
가: 이가 흔들립니까?
나: 그렇습니다. 왼쪽 윗 어금니가 흔들립니다.
가: 통증이 있으십니까?
나: 통증은 그렇게 심하지 않은 편입니다.
가: 잇몸출혈이 자주 있습니까?
나: 네, 잇몸출혈이 자주 있습니다.
가: 치주염이 있습니다. 스케일링(洗牙, scaling)을 하셔야 합니다.

나: 썩은 이를 뽑고 나서 스케일링을 해도 됩니까?

가: 스케일링 후 썩은 이를 뽑으셔도 됩니다.

나: 미백 치료가 가능합니까?

가: 충치 치료 후 미백 치료를 하시는 게 좋습니다.

나: 임플란트 치료는 가능한가요?

가: 네, 가능합니다. 혹시 당뇨병이나 이 같이가 있으십니까?

나: 네, 저는 당뇨병이 있습니다. 혹시 문제가 됩니까?

가: 당뇨병 환자는 수술 후에 쉽게 감염이 되기 때문에, 당뇨병을 조절한 후 임플란트를 해야 합니다.

나: 임플란트 치료는 얼마나 시간이 걸립니까?

가: 최소한 4개월이 필요합니다.

나: 임플란트 치아는 얼마나 사용할 수 있습니까?

가: 관리만 잘 한다면 기본적으로 천연 치아에 근접한 수명을 가지고 있습니다.

나: 교정 치료는 얼마의 시간이 걸립니까?

가: 보통 18개월에서 30개월이 소요됩니다. 치료 후 보정기를 끼셔야 하구요.

나: 치아를 뽑아야 하지는 않나요?

가: 치아를 보니 치열에 기형이 있어 2개를 뽑으셔야 합니다. 시간은 대략 24개월 정도 소요될 것 같습니다.

나: 언제부터 교정 치료를 시작하면 되나요?

가: 다음 주부터 가능합니다. 교정 재료에는 투명과 금속이 있는데, 어떤 재료를 원하십니까?

나: 투명한 재료를 원합니다.

자주 사용하는 표현

스케일링을 받고 싶습니다.

사랑니를 뽑고 싶습니다.

치아와 동일한 색상을 원합니다.

금니/은니로 원합니다.

금니/은니를 씌운 게 떨어졌습니다.

신경치료를 해야 합니다.

이를 크게 벌리십시요.

겁 먹을 필요는 없습니다.

약간의 통증이 있을 수 있습니다.

당분간/이틀간 반대편 이로만 사용하시길 바랍니다.

착색/치석이 생길 수 있습니다.

치석 제거에 도움이 됩니다.

치실을 이용해 제거해 주시길 바랍니다.

15. 피부과 진료

피부과(皮肤科, dermatology)는 피부 및 피부 부속기에 증상이 나타나는 모든 질환을 진료하고 치료하는 분야이다. 경구약(口服药), 도포제(外用药, 外敷剂), 냉동 치료, 면역 치료 등 많은 치료법을 이용해 질환을 치료하며, 최근에는 레이저 치료술이 발달하며 많은 피부과 영역에서 레이저 치료가 사용되고 있다.

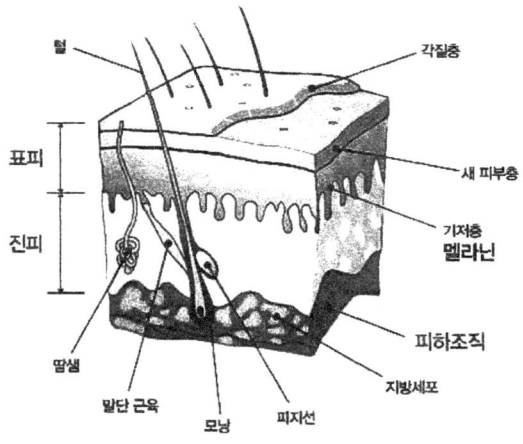

〈피부 구조〉

15.1 관련 지식

　피부는 크게 세 부분으로 나눌 수 있다. 바깥쪽에 위치하는 표피(表皮, 皮层)와 그 아래쪽의 땀샘(汗腺), 모낭(毛囊), 피지샘(皮脂腺), 혈관 등의 구조물이 존재하는 진피(真皮)와 그 아래의 지방세포로 구성된 지방층이다. 표피의 각질형성세포는 분화단계에 따라서 안쪽에서부터 기저층(基底层), 가시층(有刺层), 과립층(颗粒层), 각질층(角质层)으로 구분된다.
　표피와 진피의 경계부는 기저막대라고 불리우며 표피에서 진피쪽으로 기저세포의 원형질막과 반교소체(半桥粒), 투명판(透明板), 기저판(基底板), 섬유성분으로 이루어진다. 진피는 표피의 바로 밑을 유두진피(真皮层, 乳头层, 乳头真皮)라고 하며 그 이하 피하지방층까지 진피의 대부분을 차지하는 부분을 망상진피(网状层, 网状真皮)라고 한다.
　피부와 관련되어 자주 발생되는 질환으로는 습진성 피부질환, 홍반, 두드러기, 약발진, 구진인설질환, 곤충 및 기생충 매개 질환, 표재성 피부 진균증, 세균 감염 질환, 바이러스 질환, 성인성 질환, 자가면역 수포성 질환, 결체조직 질환, 색소이상증, 여드름, 주사, 피부 종양 등이 있다.
　피부 종양 중 악성에 해당하는 종류에는 기저세포암(基底细胞癌, basal cell carcinoma), 모반 모양 기저세포암 증후군(痣样基底细胞

癌综合征, nevoid basal cell carcinoma syndrome), 편평세포암(扁平细胞癌, squamous cell carcinoma) 등을 들 수 있다.

기저세포암은 편평세포암과 함께 가장 흔한 비멜라닌종 피부암(非黑色素瘤皮肤癌)에 속한다. 기저세포암은 대부분 40세 이상에서 60대가 가장 많으며 두경부, 특히 얼굴 중앙 상부에 주로 발생하는 경우가 많다. 기저세포암의 주원인으로 제기되는 것은 오랜 기간의 자외선 노출이다. 특히 종양억제 유전자의 변이를 초래하는 자외선B(290~320nm)와 연관이 있으며 직업적인 노출보다는 간헐적으로 짧게 과다 노출되는 것이 더 위험하다고 알려져 있다.

모반 모양 기저세포암 증후군은 다발기저세포암(多发性基底细胞癌)과 함께 손발바닥의 오목, 턱의 낭종(囊肿) 등 여러 가지 기형을 동반하는 유전질환이다. 보통은 유전되며 백인에게서 주로 발생하는데 한국에서도 아주 드물게 발생하고 있다. 기저세포암은 주로 사춘기에서 35세 사이에 발병하며, 일광노출 여부와 상관없이 전신에 거쳐 다발성으로 발생한다.

편평세포암은 표피의 각질형성세포에서 유래한 악성종양이다. 대부분 광선각화증(光化性角化病)이나 보웬병(博温病, Bowen disease)과 같은 전구병변으로부터 발생한다. 그 외에 자외선의 노출량, 흉터, 방사선 노출, 화학물질 노출, 열상, 사람유두종 바이러스(人乳头状瘤病毒, HPV: Human Papillomavirus) 감염, 면역억제 상태, 유전피부 질환 등에서 편평세포암의 발생이 증가하는 것으로 알려져 있다. 편평세포암은 피부뿐 아니라 점막에서도 발생하는데 태양에 손상된 피부에서 흔하게 발생한다. 한국에서는 일광노출 부위인 얼굴에 과반수 이상이 발생하고 입술, 뺨 등이 호발부로 알려져 있다.

한편 다양한 원인으로 홍반, 두드러기, 코막힘, 기침 등이 발생되고 있는 알레르기 접촉피부염은 그 항원(抗原, 敏原)이 다양하다. 알레르기 접촉피부염을 발생시키는 것으로 알려진 몇 가지 항원을 살펴보면 다음과 같다.

① 옻나무(漆树): 옻나무과(anacardiaceae)에 속하는 식물은 약 60속 600종이 있으며, 페놀(苯酚, 石炭酸, phenol) 계통의 강력한 항원을 함유하고 있어 다른 식물보다 많은 빈도로 피부병을 유발한다. 한국에서는 피부접촉뿐만 아니라 옻을 보신용으로 닭과 함께 달여 먹은 후 혈행성 전파로 전신 접촉피부염이 나타나는 환자를 드물지 않게 볼 수 있다.

② 은행나무(银杏树): 은행나무의 열매와 접촉 후 문제가 되며 원인 항원은 징코빌로바(银杏酸, gingko acid)가 주성분으로 옻나무의 원인 항원인 펜타데시카테콜(漆酚, pentadecylcatechol)과도 교차반응이 일어난다고 알려져 있다.

③ 기타 식물: 서양에서는 야생 앵초(四季櫻草, primula obconica)가 문제되어 왔고 한국에서도 원예식물로 인한 증례보고가 있다.

④ 고무: 생고무는 우리가 사용하는 고무제품으로 변화되는 동안 여러 화합물의 촉매로 첨가된다. 이러한 촉매들 중에서 원인 항원 역할을 하는 것들이 확인되고 있는데, 최근 고무 라텍스(胶乳, 橡浆, latex)에 의한 아나필락시스(过敏性反应, anaphylaxis) 접촉두드러기가 큰 문제가 된 바 있다.

⑤ 머리카락 염색약(染发剂): 머리카락 염색약의 주성분은 PPDA(Paraphenylene Diamine)로 설파제(磺胺药) 및 PABA(Paraaminobenzoic Acid, 일광차단제) 등과 교차반응을 일으킨다. PPDA는 염색 작용은 우수하나 강력한 항원성 때문에 많은 나라에서 사용을 금지하고 있는 물질이다. 최근에는 식물성 천연염료인 헤나(henna) 등을 이용한 일시적인 문신이 많이 시술되고 있

는데 이와 관련된 접촉피부염도 많이 보고되고 있다.

⑥ 방부제(防腐劑, preservative): 방부제 중에서 paraben, germal 115, 포르말린(福尔马林), bronopol 등은 알레르기 접촉피부염을 잘 일으키는 것으로 알려져 있다.

⑦ 니켈(镍, nickel): 니켈은 귀금속과 장신구에 불순물로 들어가는 경우가 많으며 스테인리스 스틸의 주성분이기도 하다. 일상생활에서 흔한 장신구에 많이 사용되고 있는데 어느 나라든 니켈은 원인 항원 양성률이 가장 높은 것 중 하나로 꼽힌다. 남성보다 여성에게 많이 발생하며 접촉피부염 중에서 예후가 나쁜 물질 중 하나이다.

⑧ 크롬(铬, chrome): 크롬은 남성에게서 직업피부염으로 많이 발생한다. 여성에게서 크롬에 양성이 나오는 경우는 대개 니켈과의 상호반응 때문이다. 직업적으로 시멘트(水泥) 취급자, 고무공장, 페인트(油漆), 장식, 디젤엔진(柴油机), 유리공장, 인쇄, 용광로(熔炉), 제지 등 다양한 직업에 종사하는 사람들에게서 원인 항원으로 작용한다.

⑨ 화장품: 화장품에 의한 피부염은 대다수 약한 자극에 의한 자극 접촉피부염이 많은데, 이러한 증상은 경미하기 때문에 피부과를 잘 찾지 않게 된다. 증상이 심하여 병원에 찾아오게 되는 경우는 대부분 알레르기 접촉피부염인데 이 경우 중요한 항원으로 작용하는 것은 방부제, 향료, 기제 성분들로 알려져 있다.

알레르기 접촉피부염의 치료는 원칙적으로 습진에 준하지만 장기간 방치될 경우 다양한 합병증을 유발하기도 한다. 이에 가능한 원인물질을 확인하여 그 물질과의 접촉을 피해야 하며 증상이 심한 경우는 국소 또는 전신적 스테로이드(类固醇 , 类甾醇, steroid) 치료를 시행하는 것이 좋다.

15.2 진료 표현

가: 어떻게 오셨습니까?
나: 얼굴에 점이 좀 많은 것 같습니다.
가: 작은 점까지 포함하면 상당히 많은 것 같습니다.
나: 보기가 좋지 않은데, 모두 뺄 수는 없을까요?
가: 가능합니다. 얼굴의 점을 모두 빼시겠습니까?
나: 네, 얼굴에 있는 점을 모두 빼고 싶습니다.
가: 커다란 점은 약간의 흉터가 생길 수도 있습니다. 괜찮으시겠습니까?
나: 네, 가능한 흉터가 생기지 않도록 점을 빼 주시면 좋겠습니다.
가: 레이저를 이용해 가능한 흉터가 생기지 않도록 빼겠습니다.
나: 혹시, 아프지는 않을까요?
가: 조금 따끔거릴 수 있습니다.
나: 점을 뺀 후 주의해야 할 점은 없습니까?
가: 가능한 햇빛을 쬐는 것을 피하시고, 외출 시에는 반드시 썬크림을 바르시길 바랍니다.
나: 감사합니다.
가: 어디에 피진(皮疹)이 있습니까?
나: 머리와 다리 부분에 있습니다.
가: 피진은 언제부터 시작되었습니까?

나: 2주전부터 시작되었습니다.

가: 피진은 가렵습니까?

나: 네, 가렵습니다. 특히 머리 부분이 가렵습니다.

가: 피진에서 고름이 나옵니까?

나: 아니요. 고름은 나오지 않습니다.

가: 피진 부위가 아프지는 않습니까?

나: 아프지는 않습니다. 그러나 조금 간지럽습니다.

가: 피진의 껍질이 벗겨지지는 않았습니까?

나: 벗겨지지는 않았습니다.

가: 피진이 난 곳은 어느 부분입니까?

나: 등쪽과 팔 아래쪽입니다.

가: 간지럽거나 아픈 곳이 있습니까?

나: 등쪽이 간지럽습니다.

가: 피진의 껍질이 벗겨집니까?

나: 네, 껍질이 벗겨집니다. 등쪽의 껍질이 벗겨질 뿐만 아니라 가렵습니다.

가: 어떤 음식을 먹고 피진이 생긴 것 같지 않습니까?

나: 어제 오후에 해산물을 먹고, 이런 피진이 생긴 것 같습니다.

가: 피진이 생긴지 얼마나 되었습니까?

나: 약 10시간 정도 되었습니다.

가: 언제부터 얼굴에 피진이 생기기 시작했습니까?

나: 어제 고향에 갔다 온 후 피진이 생기기 시작했습니다.

가: 혹시 어떤 물건을 만지고 나서 피진이 생기기 시작했습니까?

나: 옻나무를 만지고 나서 피진이 생긴 것 같습니다.

가: 알레르기 치료를 받은 적이 있습니까?

나: 아직까지 없습니다.

가: 알레르기 때문에 피진이 생길 수도 있습니까?
나: 옻나무를 만지기만 해도 피진이 생기는 경우도 있습니다.
가: 날씨가 춥거나 더울 때 피진이 심해집니까?
나: 날씨가 더워지면 피진이 더 심해지는 것 같습니다.
가: 피진의 형태에 변화가 있습니까?
나: 피진이 점점 커지다가 진물이 나옵니다.
가: 피진이 또 어디어디에 있습니까?
나: 몸과 팔다리 등 전신에 있습니다.
가: 이전에 이런 종류의 피진을 앓은 적이 있습니까?
나: 아니요. 이번이 처음입니다.
가: 언제부터 진물이 나오기 시작했습니까?
나: 3일 전부터 가렵다가 진물이 나오기 시작했습니다.
가: 어렸을 때 수두를 앓은 적이 있습니까?
나: 네, 수두를 앓았었습니다./아니요. 지금까지 앓은 적이 없습니다.
가: 가족 중에 피부병에 걸린 사람이 있습니까?
나: 있습니다. 저의 할아버지가 피부병에 걸렸습니다.
가: 가족 중에 대상포진이 걸린 사람이 있습니까?
나: 네, 어머니가 현재 대상포진에 걸렸습니다.
가: 최근에 다른 국가에 간 적이 있습니까?
나: 네, 최근에 중동에 간 적이 있습니다.

자주 사용하는 표현
여드름을/주근깨를/흉터를/문신을 제거하고 싶습니다.
자외선을 피하시길 바랍니다.
지방이 많은 부분입니다.

약간의 흉터가 남을 수 있습니다.
기름진 음식을 피하시길 바랍니다.
피부암은 아닙니다.
알레르기 수술을 추천합니다.
알레르기 검사를 실시하겠습니다.
팔다리가 빨갛게 달아 올랐습니다.
얼마 전부터 붉은 자국이 생깁니다.

16. 성형외과 진료

성형외과(整形外科, plastic surgery) 수술은 흔히 재건수술과 미용수술로 나누기도 한다. 언청이(토순(兔脣)), 각종 안면기형, 안면두개골기형 등등의 선천성 기형 교정은 물론 화상, 교통사고 등의 상해, 그리고 악성종양에 대한 기능적 및 미용상 교정도 진행하게 된다.

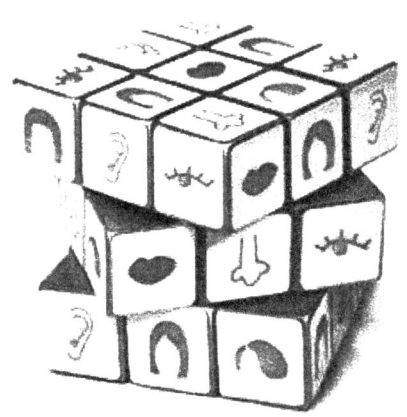

16.1 관련 지식

성형외과학은 질병이 발생한 부위와 학문 분야의 유사성 등에 따라 전 세계적으로 다양한 형태의 분류와 분과가 이루어지고 있다.

한국에서는 한국학술진흥재단의 연구 분야 분류에 의한 성형외과학의 분류를 많이 사용하며 크게 '미용성형외과(모발성형, 유방성형 및 재건, 박피성형), 두개악안면성형외과(颅颌面整形外科), 구순열(唇裂) 및 구개파열(腭裂), 선천성안면기형(先天性顔面奇形) 귀성형, 두경부종양학(头颈部肿瘤学), 두개악안면외과(头盖额颜面外科), 두경부성형외과(头颈部形成外科), 외상학(外伤学), 수부사지외과(手部四肢外科)(수부재건(手部重建), 하지재건(下肢重建)…), 기타 성형외과학' 등의 학문 분야로 나누어 분류하며 실제 임상에서도 이러한 분류를 중심으로 진료가 이루어지고 있다.

(1) 미용성형외과

미용성형외과는 기형이나 기능상의 결함 교정이 아닌 미용 상의 개선 목적을 위해 눈꺼풀, 코, 입술, 얼굴윤곽, 신체윤곽, 주름, 귀, 안면골, 체간, 유방, 흉터, 모발 이식과 두피재건, 반흔 교정 등을 시행하며 이와 관련된 연구를 진행하는 분야이다. '미용성형외과' 하부 항목으로는 모발성형, 유방성형 및 재건, 박피성형 등이 있다.

(2) 두개악안면성형외과

두개악안면성형외과는 두개골, 안와, 안면골, 턱에 생긴 후천성 또는 선천성 변형을 교정하는 분야이다. 두개악안면성형외과는 주로 수술이 시행되는 부위를 중심으로 수술법과 사후관리 등에 대한 연구가 진행되고 있으며, 하부 항목으로는 구순열 및 구개파열, 선천성안면기형, 귀성형 등을 두고 있다.

(3) 두경부종양학

두경부종양학은 뇌와 안구, 갑상선에 발생하는 종양을 제외한 얼굴, 목, 얼굴 호흡기와 소화 기관의 상부 시작 부위에 생긴 종양을 치료하고 변형을 교정하는 학문 분야이다. 두경부종양학은 임상학문인 성형외과학의 한 분야이지만 이비인후과, 혈액종양내과, 치과, 방사선종양학과, 재활의학과 등의 여러 다른 학문 분야와의 종합적이고 유기적인 진단과 치료 및 재활의 협조가 필요한 분야이다. 두경부종양학은 종양이 발생한 부위에 따라 구강암(口腔癌), 비인두암(鼻喉头癌), 구인두암(口喉头癌)/하인두암(下喉头癌), 후두암(喉头癌) 및 기타 두개안면골암(颅面骨癌), 타액선암(唾液腺癌) 등으로 분류하기도 한다.

(4) 두개악안면외과

두개악안면외과는 두개와 안면부위 및 주위 조직에서 발생하는 질병, 기형, 손상 및 결손에 관한 병인을 진단하고 외과적 치료와 재건치료 및 보조적인 치료를 시행하여 기능적 회복과 심미적인 복원을 목적으로 하는 학문 분야이다.

(5) 두경부성형외과

두경부성형외과는 미용상의 개선 등을 목적으로 눈꺼풀, 코, 입술, 얼굴윤곽, 주름, 귀, 안면골 및 두경부 상처에 대한 반흔 교정 등을 다루고 연구하는 학문 분야이다.

(6) 외상학

외상학은 우리 신체에 발생한 물리적 외상에 의한 질병, 손상 및 결손에 관한 병인을 진단하고 외과적 치료와 재건치료 및 보조적인 치료를 시행하여 기능적 회복과 심미적인 복원을 목적으로 하는 학문 분야이다.

(7) 수부사지외과

수부사지외과는 수부와 사지에 생긴 후천성 또는 선천성 변형을 재건하는 분야이다. 수부사지외과는 주로 수술이 시행되는 부위를 중심으로 수술법과 사후관리 등에 대한 연구가 진행되고 있다.

16.2 진료 표현

가: 어느 부위의 수술을 받고 싶습니까?
나: 안면윤곽수술을 받고 싶습니다.
가: 수술 시에는 광대뼈(顴骨) 축소술과 양악(사각턱 축소, 주걱턱(撅下巴) 교정, 돌출입 교정) 수술을 동시에 해야 합니다.
나: 성형 후의 모습을 미리 볼 수 있습니까?
가: 네, 볼 수 있습니다.
가: 마음에 안 드는 곳이 있으십니까?
나: 눈이 너무 처진 것 같습니다.
가: 눈을 감아보세요. 간단한 검사를 하겠습니다. 제 생각에는 매몰법 수술이 좋을 듯 합니다.
가: 수술은 얼마의 시간이 필요한가요?
나: 눈 수술의 경우 5일 후 실밥(线头)을 풀 수 있습니다. 그리고 이후 붓기가 빠지기를 기다리셔야 합니다.
나: 붓기가 빠지는데는 얼마나 걸립니까?
가: 대략 한 달 후에 붓기가 빠질 것입니다.
나: 저는 콧대가 너무 낮아 콧대를 높이고 싶습니다.
가: 코와 쌍커풀을 동시에 수술하는 것을 추천합니다.
나: 지금 바로 수술이 가능합니까?
가: 현재 비염에 걸리셨습니까?

나: 아닙니다. 비염에 걸리지 않았습니다.

가: 그렇다면 몇 가지 검사 후 바로 수술이 가능합니다.

나: 코 수술 재료에는 어떤 것이 있습니까?

가: 코 수술 재료로는 보형물과 연골이 있습니다. 어느 것을 사용하시겠습니까?

나: 연골을 사용하고 싶습니다.

가: 연골은 가슴 연골, 비중격 연골, 귀 연골의 이용이 가능합니다. 어떤 연골을 이용하시겠습니까?

나: 귀 연골을 이용하겠습니다.

가: 성형하고 싶으신 곳이 있으십니까?

나: 가슴이 너무 작은 것 같습니다.

가: 가슴 수술에는 자가지방 이식과 보형물 삽입 방법이 있습니다. 어떤 걸 선택하시겠습니까?

나: 저는 보형물 삽입 방법을 사용하겠습니다.

가: 튀어나온 가슴을 원하십니까? 아니면 자연스럽게 약간 쳐진 가슴을 원하십니까?

나: 자연스럽게 약간 쳐진 가슴을 원합니다.

가: 수술 후 3일 간 입원치료가 필요합니다.

나: 저는 얼굴에 주름이 너무 많습니다. 특히 이마에 많습니다.

가: 보톡스(肉毒杆菌, Botox)를 추천합니다.

나: 보톡스의 효과는 얼마나 지속됩니까?

가: 효과는 몇 달 간 지속되고, 6개월마다 한 번씩 맞으셔야 합니다. 단, 환자분은 주름이 많아서, 매번 3번의 주사를 맞으셔야 합니다.

나: 저는 지방 흡입을 하고 싶습니다.

가: 어느 부위를 하고 싶습니까?

나: 엉덩이와 복부를 원합니다.

가: 체형상 2,500ml를 빼는 것이 좋겠습니다.

나: 엉덩이가 작은 것 같습니다.

가: 자가지방 이식과 보형물 삽입 방법이 있습니다.

나: 저는 자가지방 이식 방법으로 하겠습니다.

가: 자가지방은 이식 수술 후 점차 흡수되어 작아질 수 있습니다.

나: 그러면 저는 보형물을 삽입하겠습니다.

가: 보형물 삽입 후 최소 1년마다 한 번씩 검사를 받는 것이 가장 좋습니다. 한 달 간 과격한 체력 활동을 하지 마십시요.

자주 사용하는 표현

2개월 간 압박복을 입으세요/착용하세요.

3일 후에 테이프를 바꾸겠습니다/3일 후에 실밥을 뽑겠습니다.

5일 후에 다시 오세요/5일 간 물에 닿지 마세요.

냉찜질/온찜질을 해 주세요.

내일 오전 7시부터 금식과 더불어 물도 마시지 마세요.

엉덩이가 처졌습니다/작습니다.

이마/코 옆/입가/미간에 주름이 많습니다.

눈이 너무 작습니다/처졌습니다/비대칭입니다.

콧대가 너무 낮습니다/높습니다/작습니다/큽니다/휘었습니다.

매몰법/절개법/부분 절개법/앞 트임/뒤 트임/사각턱 축소/주걱턱 교정/돌출입 교정/양악/보톡스/레이저치료/필러 수술을 추천합니다.

17. 한의학 진료

한의학(韩医学, medicine)이란 한국에서 기원하여 꾸준한 교류를 통해 발전한 고유 의학이다. 또한 인체의 구조·기능을 탐구하여 보건의 증진, 질병의 치료·예방 등에 대한 방법과 기술을 과학적으로 연구하는 학문이다.

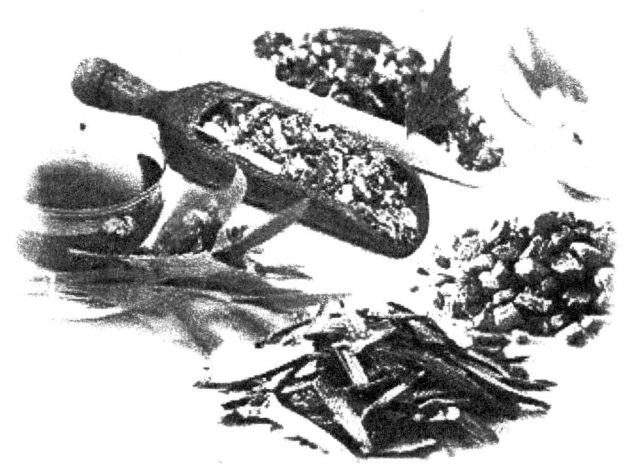

17.1 관련 지식

한의학은 천인합일(天人合一), 치미병(治未病), 음양(阴阳)사상, 오행(五行)사상 등을 기본 바탕으로 한다.

천인합일은 '하늘과 사람은 합일체다'라는 의미로 하늘과 사람의 관계에 관한 한 하나의 관점으로 보아야 한다는 의료 신념을 말한다. 치미병은 '질병이 발생하고 나서 치료하는 것보다 발생 전에 미리 다스리는 것을 중시해야 한다'는 의료 자세를 의미한다.

음양은 자연계의 여러 가지 현상을 관찰할 때 거기에는 대립되는 두 개의 측면 또는 상대적인 속성을 가진 두 개의 측면을 말한다. 산과 언덕에서 해가 비치는 쪽을 양지라고 할 때 그 반대쪽은 음지에 해당한다. 양지는 덥고 음지는 보다 차며, 양지는 밝고 음지는 보다 어두우며, 양지는 해가 잘 비치고 음지는 해가 잘 비치지 않고 그늘이 생긴다. 이와 같이 자연의 하나인 인체 또한 생리, 병리 등에서 음과 양의 속성을 지니므로 진단, 약물, 침구, 치료, 예방 등에서 음양의 특성을 고려해야 한다는 것이다.

오행은 자연계를 구성하고 있는 여러 가지 요소를 분석한 목(木), 화(火), 토(土), 금(金), 수(水)의 다섯 가지를 말한다. 오행은 각각 다른 속성을 가지고 있고, 그러한 특성으로부터 그들 상호 간에 서로 조장(助长), 자생(资生), 제약, 억제 등의 관계가 발생한다. 인체에서도 각 오장육부의 계통 및 기능들이 생리, 병리적으로 서로 밀접한 연관성을 가지고 있으므로 인체 상호 제약과 상호 발생을 조장하는 관계를 중요시해야 한다는 것이다.

한의학에서는 이러한 바탕 위에 운기(运气), 장상(臟象), 경락(经络), 병인(病因), 변증(辨证), 본초(本草), 의역(医易), 의덕(医德) 등 체계적인 기초한의학의 이론을 발전시키고, 내과, 부인과, 소아과 등과 진단, 침구(针灸), 추나(推拿), 방제(方剂), 물리요법, 치료 등 무수한 임상한의학(临床韩医学, clinical medicine)의 경험을 갖추고 있다.

(1) 기초한의학

기초한의학은 임상한의학의 이론적 토대를 마련하기 위해 기초이론을 연구하고, 진단법, 치료법, 치료기술, 약물 등을 검증·개발한다.

연구 영역은 다음과 같이 세분한다. 고전을 통해 한의학 이론을 연구하는 원전학(原典学, original text), 한의학의 발전과 흐름을 연구하는 사학(医史学, medical history), 인체의 생리를 한의학적 관점에서 연구하는 생리학(生理学, physiology), 병인·병기·변증을 통해 병리를 연구하는 병리학(病理学, pathology), 한약재의 기원·감정·효능·임상응용 등을 연구하는 본초학(本草学, medical herbs), 한약 처방의 구성, 약효 검증과 현대적 제형 개발을 연구하는 방제학(方剂学, extermination), 경락·경혈의 기원과 침구치료기전 등을 연구하는 경혈학(经穴学, spots on the body suitable for acupuncture), 한의학을 생화학적(生化学, biochemistry)기법으로 연구하는 생화학, 인체의 구조 등을 한의학적 관점에서 연구하는 해부학(解剖学, anatomy) 등이다. 그 중 방제학은 임상한의학의 일부로 취급하기도 한다.

(2) 임상한의학

임상한의학은 환자의 질병 치료나 예방에 직접적으로 적용할 목적으로 연구와 진료를 한다.

주로 성인의 오장육부의 계통에서 일어나는 각종 질환의 치료를 연구하는 내과학(內科学, ternal medicine), 여성 고유 질환의 치료를 연구하는 부인과학(妇人科学, gynaecology), 고유 질환의 치료를 연구하는 소아과학, 체질 진단과 만성질환의 체질 치료 등을 연구하는 사상체질과학(四象体质科学, constitution), 침, 뜸 등의 치료기전 등을 연구하는 침구의학(针灸医学), 근골격 계통 질환의 치료를 연구하는 재활의학(再活医学, rehabilitative medicine), 눈·코·귀·입·인후 질환의 치료를 연구하는 안이비인후과학(眼耳鼻咽喉学, otolaryngology,), 피부와 관련된 질환의 치료를 연구하는 피부과학(皮肤科学, dermatology), 모든 연령의 신경증과 정신증의 치료를 연구하는 한방정신과학(韩方精神科学, oriental medicine psychiatry), 한의학적 방법 등으로 환자의 상태를 진찰·분석하는 진단학(诊断学, diagnosis), 질병의 치료·예방과 건강증진을 연구하는 예방의학(豫防医学, preventive medicine) 등으로 분류한다. 그 중 진단학, 예방의학은 기초 한의학의 일부로 취급하기도 한다.

17.2 진료 표현

가: 어디가 불편하십니까?
나: 코 부분과 뺨 부분이 빨갛습니다.
가: 언제부터 이런 현상을 보이기 시작했습니까?
나: 2달 정도 된 것 같습니다.
가: 다른 부위는 괜찮은 편인가요?
나: 네, 다른 부위는 괜찮습니다.
가: 혹시 비염을 앓고 계시나요?
나: 아니요, 비염은 없습니다.
가: 몸에 열이 많이 나거나 땀을 많이 흘리지는 않으신지요?
나: 네, 몸에 열이 많은 편입니다.
가: 소화가 되지 않거나 체중 변화는 없으신가요?
나: 체중 변화는 없었지만 소화가 잘 되지 않았던 것 같습니다.
가: 볼과 코 부분이 달아오르는 주사비 증상은 다양한 원인이 있으나 소화기관이 원활하지 않아 발생될 가능성이 높습니다.
나: 그럼 어떻게 해야 되나요?
가: 우선 소화기관 개선을 위한 한약 치료를 시작하도록 하겠습니다. 아침, 저녁으로 식후 한 봉지씩 챙겨드시길 바랍니다.
나: 네, 감사합니다.
가: 어디가 아프신가요?

나: 어깨 마디가 쑤십니다.

가: 언제부터 쑤시기 시작했나요?

나: 지난 주부터 쑤시기 시작했습니다.

가: 혹시, 과거에 외상을 당한 일이 있나요?

나: 3개월전 자전거를 타다가 넘어져 한동안 치료를 받은 적 있습니다.

가: 어느 부위를 다치셨나요?

나: 목과 팔 부위였습니다.

가: 치료는 어느 정도 하셨습니까?

나: 보름 정도 물리치료를 하였습니다.

가: 이 곳 왼쪽 어깨가 많이 아프신가요?

나: 네, 굉장히 아픕니다.

가: 오른쪽 어깨는 어떠신가요?

나: 괜찮은 것 같습니다.

가: 다른 부위를 체크해 보겠습니다. 어떻습니까?

나: 목과 왼쪽 팔, 그리고 등 쪽에는 약간의 통증이 느껴집니다. 하지만, 다른 곳은 괜찮은 것 같습니다.

가: 뼈 이상은 없을 것 같으나 엑스레이를 촬영해 보도록 하겠습니다.

나: 네, 알겠습니다.

가: 엑스레이 촬영 결과 뼈에는 이상이 없으며 외상 후유증에 인한 약간의 근육 손상이 의심됩니다.

나: 뼈에 이상이 없다니 다행입니다.

가: 꾸준한 재활치료만 한다면 곧 회복될 것으로 보입니다.

나: 시간은 얼마나 걸릴 것 같습니까?

가: 두 달 정도로 예상합니다.

나: 그럼, 치료를 부탁드립니다.

가: 우선 통증 부위를 중심으로 침과 뜸 치료를 진행하겠습니다. 상의를 벗고, 침대 위에 엎드려 주시길 바랍니다.

나: 알겠습니다.

자주 사용하는 표현

약이 너무 쓴 것/비싼 것 같습니다.

체중 조절/생리통/불임에 도움이 됩니다.

소문을 듣고 찾아 왔습니다./용하다고 해서 찾아 왔습니다.

다이어트에 효과가 있나요?/여드름 치료에 효과가 있나요?

얼마나 다려야/끓여야 하나요?

몇 달 정도 먹어야/치료해야 하나요?

아프시면 손을/발을 들어주시길 바랍니다.

하늘을 보고 누워 주세요/엎드려 누워 주세요.

아프지는 않습니다/겁내실 필요 없습니다.

꾸준한/지속적인 치료가 필요합니다.

18. 건강검진

　건강검진(健康檢診, physical check-up)이란 건강상태 확인과 질병의 예방 및 조기발견을 목적으로 건강검진기관을 통하여 진찰 및 상담, 이학적 검사, 진단 검사, 병리 검사, 영상의학 검사 등 의학적 검진을 시행하는 것을 말한다.

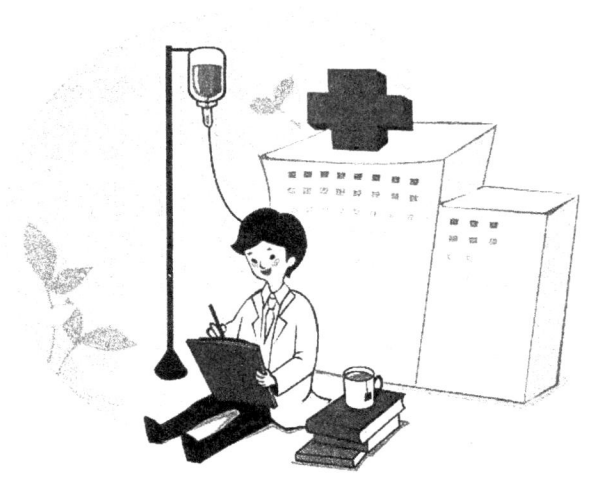

18.1 관련 지식

건강검진은 건강 상태 확인과 질환의 조기발견 및 생활습관 개선을 목적으로 다양하게 실시되고 있다. 한국 4대보험에 가입되어 국민건강보험료를 매달 납부했을 경우 2년에 1회(공무원, 공기업, 비사무직의 경우 1년에 1회)씩 정기 건강검진을 무료로 받을 수 있다. 검진은 거주지에 상관없으며 지정된 검진기관이면 검진표와 신분증을 지참하여 원하는 시간대(근무시간 내)에 받을 수 있다. 국가 차원에서 지원하고 있는 국민건강검진 항목 및 각종 건강검진을 살펴보면 다음과 같다.

(1) 국민건강검진 항목

1) 일반건강검진

대상은 직장가입자, 세대주인 지역가입자, 만 40세 이상 지역 세대원 및 피부양자로 매 2년마다 1회, 다만 직장가입자 중 비사무직은 매1년마다 1회 검진가능하다. 일반건강검진 항목은 혈액 검사를 포함한 22개 항목이다.

일반건강검진 항목

진찰, 상담, 신장, 체중, 허리둘레, 체질량지수, 시력, 청력, 혈압, 총콜레스테롤, HDL콜레스테롤, LDL콜레스테롤, 트리글리세라이드(甘油三酯, triglycerides), AST(SGOT), ALT(SGPT), γ-GTP, 공복혈당(空腹血糖), 요단백(尿蛋白), 혈청크레아티닌(血肌酐), 혈색소, 흉부방사선촬영,

구강검진, 치매선별검사(만70, 74세)

2) 생애전환기 건강진단

만 40세의 경우 B형간염검사, 만 66세의 경우 골밀도 검사(骨密度檢查), 정신건강검사, 생활습관 평가, 의사 상담 등이 추가로 진행된다.

3) 암검진

발생률이 높고 조기진단으로 치료할 수 있는 5대암을 대상으로 10%의 비용만 부담(국가 90% 부담)하면 나이대별에 맞는 암검진을 추가로 받을 수 있다. 대상 종류 및 연령은 다음과 같다.

① 위암 : 위장조영 검사, 위내시경 검사(40세 이상, 2년 주기)

② 간암 : 분변잠혈반응(糞便潛血反応) 검사, 대장조영 검사, 대장내시경 검사(40세 이상 고위험군, 6개월 주기)

③ 대장암 : 간초음파 검사, 혈청AFP 검사(50세 이상, 1년 주기)

④ 유방암 : 유방X선 검사(40세 이상, 2년 주기)

⑤ 자궁경부암(子宮頸癌) : 자궁경부도말 검사(子宮頸涂片檢查)(20세 이상, 2년 주기)

4) 영유아 건강검진

한국의 모든 영유아가 건강하게 성장할 수 있도록 필수적인 검진과 보호자 교육을 실시한다. 대상은 6세 미만(71개월 이하)의 영유아이며, 검진항목에는 진찰 및 신체계측, 발달평가 및 상담, 건강교육, 구강검진 등이다.

(2) 특수검진 항목

직장의 작업환경 측정을 하여 노출된 유해인자(소음, 분진, 유기화합물, 전리방사선, 자외선, 고온, 진동 등)에 따라 특수검진 항목이 조금씩 다르다.

(3) 종합검진 항목

국민건강보험의 일반건강검진을 시행하는 의료기관마다 유상으로 이뤄지는 종합검진 상품을 제공하고 있다. 이에 검사 항목은 기관마다 차이가 있으며 수검자 편의와 비용 절감을 위해 각종 단체와 기관 사이 상호 계약이 이뤄지기도 한다.

(4) 기타검진 항목

1) 건강진단결과서(보건증)의 검사 항목

① 음식업: Widal test(장티푸스), 흉부방사선촬영(결핵), HBs Ag/Ab (B형간염), 전염성 피부질환

② 유흥업: 음식업 항목 + HIV검사(AIDS), VDRL(매독), STD 검사(임질)

2) 채용신체검사의 검사 항목

- 신장, 체중, 색신, 혈압, 시력, 청력, 간기능(SGOT, SGPT, γ-GTP), 간염(HBs Ag, HBs Ab), 지질검사(총콜레스테롤), 공복혈당, 매독(VDRL, TPHA), 흉부방사선검사, 혈색소, 소변검사(요당, 요단백), 혈액형(ABO, Rh)

3) 자동차운전면허 적성의 검사 항목

- 시력, 시야, 삼색식별, 청력, 신체장애 여부

일반검진을 포함한 각종 건강검진의 진행과정을 살펴보면 다음과 같다.

(1) 문진표 작성

검진 동기나 과거 병력, 사회력, 가정환경, 가족력 등을 파악해 알맞은 항목을 선택하는 데 중요한 역할을 하게 된다.

(2) 상담

문진표에 기록된 내용들을 토대로 전문의와 상담한다. 금연, 절주, 운동, 식이 관리 등에 대해 상담을 하고 필요한 사항에 대해

교육을 받는다.

(3) 기초 의학 검사

신장, 체중 등과 같은 체위 검사와 청력, 시력, 혈압, 소변 검사 등을 받는다. 혈액 검사, 위장조영 검사, 심전도 검사, 폐기능 검사, X-선 검사, 복부 초음파 검사 등이 진행되기도 한다.

(4) 추가 선별 검사

기초 의학 검사에서의 이상 소견 또는 개인의 원하는 항목(종합검진 포함)에 대해 추가적인 선별 검사가 진행된다.

※ 건강검진 주의사항

검사의 정밀성을 향상시키기 위해 지켜야 할 사항들을 살펴보면 다음과 같다.

- 술은 3일 전, 식사는 12시간 전부터 금한다.
- 혈압약·심장약은 당일 새벽 6시 경에 복용한다. 내시경 검사는 약 뿐 아니라 그 어떤 것이든 먹지 않는 것이 좋다. 그러나 혈압약·심장약은 한 번 약을 복용하지 않은 것으로도 심각한 상황을 초래할 수 있기에 새벽 일찍 복용하는 것을 허용하고 있다.
- 당뇨 환자는 당일 아침 인슐린 주사나 당뇨약 복용을 금한다.
- 검사 당일 물·껌·담배 등을 금한다.
- 혈액 검사 진행 시 첨단공포증이 있는 경우 의사에게 반드시 알리고 심신상태를 안정시킨 뒤 검사를 받도록 한다.
- 대장내시경 검사는 3일 전부터 씨가 있는 과일을 먹지 않는다.
- 수면 내시경 검사 직후 운전 등 기계 조작을 해서는 안된다.
- 여성은 생리가 끝난 지 5일이 지난 후 검사를 받는다.
- 여성은 혈관조영술(血管造影術)/CT 검사를 받기 전 임신 여부를 확인한다.

18.2 진료 표현

가: 여성 탈의실은 왼편, 남성 탈의실은 오른편입니다. 검사를 시작하기 전에 탈의실에서 검진복으로 갈아 입고 나오세요. 속옷을 제외한 그 어떤 것도 착용하지 마시구요.

나: 네, 알겠습니다.

가: 먼저 혈액 검사를 하겠습니다. 이쪽으로 앉으시고, 검진표를 주십시요.

나: 여기 있습니다.

가: 오른쪽 소매를 걷어 주시고, 팔을 검진대에 올려주세요.

나: 네, 알겠습니다.

가: 움직이지 마시고, 주먹을 꼭 쥐시길 바랍니다.

나: 아프지는 않을까요?

가: 바늘이 들어갈 때 따끔할 수 있습니다. 고개를 돌려 주시길 바랍니다.

나: 네, 알겠습니다.

가: 주먹을 천천히 풀어주세요. … 자, 끝났습니다. 소독솜으로 주사 놓은 부위를 5분 간 눌러 주시길 바랍니다. 다음은 소변 검사입니다. 여기에 있는 컵을 가지고 화장실에 가셔서 소변을 1/3컵 정도로 받아 주세요.

나: 네, 알겠습니다.

가: 다음은 안압 검사입니다. 안압 검사는 눈에 압축된 공기를 쏘게 됩니다. 바람을 쏠 때 불편할 수 있습니다.

나: 알겠습니다.

가: 안압 검사가 끝났습니다. 다음은 심전도 검사입니다. 침대에 누워 주세요.

나: 하늘을 보고 누우면 되나요?

가: 네, 편안하게 누워 계시면 됩니다. … 심전도 검사가 끝났습니다. 다음 검사는 엑스레이 촬영 검사입니다. 엑스레이는 2층에서 촬영이 진행됩니다. 이쪽으로 따라 오시길 바랍니다.

나: 알겠습니다.

가: 엑스레이 촬영대에 올라서 주시길 바랍니다. 엑스레이는 두 장을 찍습니다. 양팔을 앞면으로 붙여 주세요.

나: 이렇게 오르면 되나요?

가: 네, 맞습니다. 허리를 세우고 앞을 바라보세요.

나: 알겠습니다.

가: 심호흡 크게 하시고 숨을 참으세요. … 엑스레이 촬영 검사가 끝났습니다. 내려와 주세요.

나: 다음 검사는 어떤 검사인가요?

가: 다음 검사는 위내시경 검사입니다. 이쪽으로 오시길 바랍니다. … 어제 자정 이후 금식하셨죠?

나: 네, 아무 것도 안 먹었습니다.

가: 네, 좋습니다. 여기 침대 위에 올라가 오른쪽으로 누워 주세요. 양쪽 다리는 무릎을 구부려 가슴 쪽으로 당겨 주세요.

나: 네, 알겠습니다.

가: 위 내시경은 수면마취로 진행되니 편안하게 주무시면 됩니다.

나: 혹시나 마취가 되지는 않을까 또는 마취에서 깨어나지 않을까 걱정되네요.

가: 걱정마시길 바랍니다. 안전한 마취이며, 마취 후에는 검사 과정이 기억나지 않을 겁니다.

나: 잘 알겠습니다.

가: 마우스피스를 살짝 물어 주시길 바랍니다. … 마취를 시작하겠습니다.

자주 사용하는 표현

문진카드를 작성해 주세요/몽롱한 느낌이 들 것입니다.

이번 검사는 골 스캔/신장/폐기능 검사입니다.

오른쪽으로/왼쪽으로/똑바로/엎드려 누워 주세요.

심호흡 하세요/침을 삼키세요/움직이지 마세요.

숨을 크게 들이 쉬세요/숨을 참으세요/숨을 내 쉬세요.

검사하는 시간이 얼마나 걸리죠?/검사 결과가 언제 나오나요?

검사 후 부작용은 없나요? /건강검진비가 얼마입니까?

안 아프게 놔 주세요/살살 해 주세요/천천히 해 주세요.

검사 후 물을 충분히 드세요/검사 후 첫 끼는 부드러운 음식을 드시길 바랍니다.

부록 - 의학 용어

한국어	중국어	과목
M단백	M蛋白	06
S자결장	乙状结肠	05
X-연관근육퇴행위축	X染色体性联遗传隐性疾病	08
가래	痰	03
가시층	有刺层	15
가슴뼈대	胸廓	12
각막	角膜	10
각막궤양	角膜溃疡	10
각막염	角膜炎	10
각막염각막궤양	角膜炎角膜溃疡	10
각막혼탁	角膜混浊	10
각질층	角质层	15
간	肝, 肝脏	05
간경변(간경화)	肝硬便, 肝硬化	05
간내 담석	肝內膽石	05
간뇌	间脑	08
간담도췌장	肝胆道胰脏	05
간막동맥	间膜动脉	07
간암	肝癌	05

간염	肝炎	05
간질	痫，癫痫	03
감각신경망막염증	视网膜神经感觉层炎症	10
감담도췌장 질환	肝胆道胰脏疾患	05
강직성 척추염	关节强硬性脊椎炎	12
객혈	咯血，咳血	03
거상연 망막	锯状缘网膜	10
거짓유두부종	假性视乳头水肿	10
겉질	皮质	07
견갑골	肩胛骨	12
결막	结膜	10
결석	结石	07
결핵	结核	10
경골	胫骨	12
경구약	口服药	15
경구용 약제	口服药剂	06
고막	鼓膜，耳膜，耳鼓，耳鼓膜	11
고지혈증	高血脂症，高脂血症	04
고혈압	高血压	04
고혈압망막병증	高血压性视网膜病	10
고환	睾丸	07
곤지름	湿疣	07
골밀도 검사	骨密度检查	18
골반	骨盆	07
골수성 백혈병	骨髓性白血病	06
골수이형성증후군	骨髓增生异常综合征	06
골수종세포	骨髓瘤细胞	06
골절	骨折	02
곰팡이균	霉菌	03
공막	巩膜	10
공막정맥동굴	巩膜静脉洞窟	10
공복혈당	空腹血糖	18

공장	空肠	05
과립층	颗粒层	15
과민반응	过敏反应	02
과민성 장 증후군	大肠激躁症	05
과민성 폐장염	过敏性肺炎	03
관골	髋骨，胯骨	12
관상동맥	冠状动脉	04
관상정맥	冠状静脉	04
괄약근	括约肌，括约筋	07
광대뼈	颧骨	16
광선각화증	光化性角化病	15
교대사시	交叉斜视	10
구강	口腔	05
구강악안면	口腔颌面	14
구강암	口腔癌	16
구개파열	腭裂	16
구순열	唇裂	16
구인두암	口喉头癌	16
구토	吐，呕吐	03
구호흡	张嘴呼吸	14
국소 증상	局部症状	03
굴절	弯折，弯曲，曲折	10
궤양성 대장염	溃疡性大肠炎	05
귀두포피염	包皮龟头炎	07
귀쪽창백	颞叶苍白	10
귓바퀴	耳轮	11
근관치료	牙髓治疗	14
근육통	肌肉酸痛	03
글래스아이노머	玻璃离聚物	14
글리벡	格列卫	06
금 인레이	黄金镶嵌	14
금관	金冠	14

금속도재관	烤瓷冠	14
급성	急性	03
기관	器官, 喉管	03
기관지	支气管	03
기관지염	支气管炎, 气管炎	03
기관지천식	气喘, 哮喘	03
기생충	寄生虫	07
기저세포암	基底细胞癌	15
기저층	基底层	15
기저판	基底板	15
기침	咳, 咳嗽	03
기형	畸形	08
길랑-바레증후군	格林巴利综合征	08
꼬리뼈	尾骨	06
나팔관	输卵管	09
난소	卵巢	09
난원창	听小骨	11
난자	卵子	09
남성 호르몬학	男性荷尔蒙（激素）学	07
낭종	囊肿	15
내사시	内斜视	10
내성균	耐药性病菌, 抗药细菌	03
내이	内耳	11
내피세포	内皮细胞	03
내회선사시	内旋转斜视	10
넙다리뼈	大腿骨	12
노뼈	桡骨	12
녹내장	绿内障	10
녹농균	绿脓菌	10
뇌	脑	08
눈뒤시신경염	球后视神经炎	10
늑골	肋骨	03

늑막	肋膜, 胸膜	03
다발기저세포암	多发性基底细胞癌	15
다발성골수종	多发性骨髓瘤	06
다발성낭포신	多囊肾	10
달팽이관	耳蜗	11
담관담석	胆管胆结石	05
담관암	胆管瘤	05
담관염	胆管炎	05
담낭	胆囊	05
담낭암	胆囊癌	05
담낭염	胆囊炎	05
담도암	胆道癌	05
담도염	胆道炎	05
담석	胆结石, 胆石	05
담석증	胆结石症, 胆石症	05
담즙	胆汁, 胆液	05
당뇨망막병증	糖尿病视网膜病	10
대뇌	大脑	08
대동맥판막	主动脉瓣膜	04
대장	大肠	05
대장게실	大肠憩室	05
대장암	大肠癌	05
대퇴골	大腿骨	02
도재 인레이	陶瓷镶嵌	14
도포제	外用药, 外敷剂	15
돌연변이	突然变异	08
동공	瞳孔	10
동맥	动脉	06
동맥경화	动脉硬化, 动脉硬化症	04
동맥폐색	血管闭塞	04
동방결절	洞房结节	04
두개골	头骨, 颅骨	12

두개악안면성형외과	颅颌面整形外科	16
두개악안면외과	头盖额颜面外科	16
두개안면골암	颅面骨癌	16
두경부성형외과	头颈部形成外科	16
두경부종양학	头颈部肿瘤学	16
두눈보기	两眼视	10
두통	头痛，头疼	03
뒤섬모체동맥	后纤毛体动脉	10
듀시엔형근육퇴행위축증	假肥大型肌营养不良症	08
드루젠	玻璃膜疣	10
등골뼈	脊骨，脊梁骨	12
디프테리아	白喉	08
땀	汗，汗水，汗液	15
땀샘	汗腺	15
라미네이트	前牙合瓷修复	14
램버트-이튼 근무력증후군	兰伯特-伊顿型肌无力综合征	08
레베르유전시신경병증	Leber遗传性视神经病变	10
레진 인레이	树脂镶嵌	14
류마티스 관절염	类风湿性关节炎	12
리드-스텐버그세포	里德斯特恩伯格细胞	06
림프구	淋巴球，淋巴细胞	06
림프구성 백혈병	淋巴细胞白血病	06
림프절	淋巴结	06
만성	慢性	03
만성골반통 비대증	慢性骨盆痛大症	07
만성기관지염	慢性支气管炎	03
만성폐쇄성폐질환	肺慢性阻塞性疾病	03
말단 근육	竖毛肌	15
말이집신경섬유	髓磷脂的神经纤维	10
말이집탈락	脱髓鞘疾病	10
말초신경	末梢神经	08

말초신경계	末梢神经系	08
말초혈액	外周血	06
망막	网膜	10
망막동맥폐쇄	网膜动脉堵塞	10
망막박리	视网膜脱离	10
망막색소변성증	网膜色素变性症	10
망막색소상피염증	视网膜色素上皮炎症	10
망막순환장애	视网膜微循环障碍	10
망막열공	视网膜撕裂	10
망막정맥	网膜静脉	10
망막정맥주위염	网膜静脉周围炎	10
망막정맥폐쇄	网膜静脉堵塞	10
망막혈관염	视网膜血管炎	10
망상진피	网状层，网状真皮	15
매독	梅毒，杨梅疮	07
맥락막	脉络膜	10
맥락막염	脉络膜炎	10
맹장	盲肠	05
머리뼈	头骨，颅骨	12
메니에르병	美尼尔尼症	11
메탄올	甲醇，木醇	10
멘델의 유전법칙	孟德尔遗传定律	10
멜라닌	黑色素	15
모낭	毛囊	15
모반 모양 기저세포암 증후군	痣样基底细胞癌综合征	15
모세혈관	毛细血管	03
모양체염	睫状体炎	10
몸살	劳疾，积劳成疾	03
무릎뼈	膝盖骨	12
물혹	腱鞘囊肿，水泡	13
미골	尾骨	12
미만성간질성폐질환	弥漫性间质性肺病	03

미숙아망막병증	早产儿视网膜症	10
미토콘드리아 유전방식	线粒体遗传方式	10
반고리관	半规管	11
반교소체	半桥粒	15
반월판	半月板	04
발열	发热, 生热	03
발의 뼈	脚骨	12
방광	膀胱	07
방광 감염증	膀胱感染症	07
방광염	膀胱炎	07
방실판	房室瓣	04
백내장	白内障	10
백혈병	白血病	06
법랑질(사기질)	釉质, 珐琅质	14
베체트병	白塞病	10
베커근육퇴행위축증	贝克肌营养不良	08
변비	便秘	05
변성	变性	10
보웬병	博温病	15
보톡스	肉毒杆菌	16
보통염색체열성	普通染色体劣性	10
보통염색체우성	普通染色体优性	10
복강동맥	腹腔动脉	07
복부대동맥	腹主动脉	07
복시현상	复视现象	10
복용	服用, 服药	02
복장뼈	胸骨	12
복합레진 수복	复合树脂修复	14
본태성 고혈압	原发性高血压, 特发性高血压	04
볼기뼈	髋骨, 胯骨	12
부고환	副睾丸	07

부신	副肾，肾上腺	07
부정맥	心律不齐	04
부종	浮肿	10
분변잠혈반응	粪便潜血反应	18
불일치사시	不一致斜视	10
브릿지	牙桥	14
비가역성	不可逆性	03
비강	鼻腔	03
비골	腓骨，小腿骨	12
비멜라닌종 피부암	非黑色素瘤皮肤癌	15
비열공망막박리	非孔源性视网膜脱离	10
비인두암	鼻喉头癌	16
비인두염	鼻咽炎	03
비임균성요도염	非淋球菌尿道炎	07
비종양성	非肿瘤性	03
비호지킨림프종	非霍奇金淋巴瘤	06
빈뇨증	尿频症	07
빗장뼈	锁骨	12
빛번짐	光晕	10
뼛조각	骨片	10
사구체신염	肾小球性肾炎	10
사람유두종 바이러스	人乳头状瘤病毒	15
사랑니	智齿，智牙	01
사르코이드증	肉状瘤病	10
사면발이	阴虱	07
사시	斜眼，斜视	10
사위	隐斜视	10
사지유도	肢体导联	04
삼첨판	三尖瓣	04
상대정맥	上大静脉	04
상부위장관	上部肠胃管	05
상사시	上斜视	10

상심실성 부정맥	上心室性心律不齐	04
상아질	象牙质	14
상염색체열성	常染色体劣性	08
상엽	上叶	03
상완골	上腕骨, 上臂骨	12
상외측 연골	鼻外侧软骨	11
상지대	肩胛带	12
상행감염	上行感染	07
상행결장	升结肠	05
상행마비	上升性麻痹	08
색소상피층	色素上皮层	10
생리통	月经痛	09
서혜부	鼠蹊部, 腹股沟部位	04
선천성안면기형	先天性颜面奇形	16
설사	腹泻	05
섬모체	睫状体	10
성병	性病	07
소뇌	小脑	08
소장	小肠	05
소장암	小肠癌	05
속립성	粟粒性	03
속엉덩동맥	髂内动脉	07
손의 뼈	手骨	12
쇄골	锁骨	12
수두대상포진	水痘带状疱疹	08
수막종	脑膜瘤	10
수부사지외과	手部四肢外科	16
수부재건	手部重建	16
수양성 콧물	清鼻涕	11
수정체	水晶体	10
숨뇌	延髓	07
스케일링	洗牙	14

스테렙토마이신	链霉素	10
스테로이드	类固醇，类甾醇	15
슬개골	膝盖骨	12
승모판막	僧帽瓣膜，二尖瓣膜	04
시각신경유두	视觉神经乳头	10
시신경	视神经	10
시신경아교모세포종	视神经胶质母细胞瘤	10
시신경아교종	视神经胶质瘤	10
시신경염	视神经炎	10
시신경위축	视神经萎缩	10
시신경유두결손	视神经乳头亏损	10
시신경유두황반	视乳头黄斑	10
식도	食管	05
식도 협착	食管狭窄	05
식도암	食管癌	05
신우	肾盂	07
신우신염	肾盂肾炎	07
신장세포암	肾臟细胞癌	07
신장염	肾脏炎	07
실밥	线头	16
심근경색증	心肌梗塞	04
심근병증	心肌病，心肌病症	04
심근염	心肌炎	04
심낭	心包	04
심낭염	心包炎	04
심막	心包，心包膜	04
심미치주치료술	牙周美容治疗	14
심방세동	心房颤动、心房纤颤	04
심실중격	室间隔	04
심장근육	心脏肌肉，心肌	04
심장막판	心脏膜板	04
심장박동	心跳	04

심장신경	心脏神经	04
심장이식	心脏移植	04
십이지장	十二指肠	05
십이지장궤양	十二指肠溃疡	05
십이지장염	十二指肠炎	05
쓸개	胆, 胆囊	05
아나필락시스	过敏性反应	15
아래창자	下部肠子	07
아래팔	小臂, 前臂	12
악성림프종	恶性淋巴瘤	06
안구건조증	眼球干燥症, 眼干症	10
안와	眼窝	10
알레르기성 비염	过敏性鼻炎	03
알츠하이머병	阿尔茨海默病	08
야맹증	夜盲症	10
양수	羊膜液	09
어깨뼈	肩胛骨	12
엉치뼈	骶骨	12
에이즈	艾滋病	07
에탐부톨	乙胺丁醇	10
엑스레이	X光照片, X光片	03
여포	卵胞	09
역류성 식도염	回流性食管炎	05
연성하감	软性下疳	07
연수	延髓	08
열공망막박리	孔源性视网膜脱离	10
염증	炎症	03
염증성 장 질환	炎症性肠病	05
영양시신경병증	营养性视神经病变	10
오심	恶心	03
오한	发冷, 恶寒	03
온엉덩동맥	髂总动脉	07

18. 건강검진   183

온엉덩정맥	髂总静脉	07
완전도재관	全瓷冠	14
외사시	外斜视	10
외상시신경병증	外伤性视神经病变	10
외상학	外伤学	16
외음부	外阴部	09
외이	外耳	11
외이도	外耳道	11
외회선사시	外旋转斜视	10
요골	桡骨	12
요관	尿管	07
요관 감염증	导尿管感染	07
요관콩팥경	输尿管镜	07
요단백	尿蛋白	18
요도	尿道	07
요도 감염증	尿道感染症	07
요도염	尿道炎	07
요실금	尿失禁 , 遗尿	07
우심방	右心房	04
우심실	右心室	04
우측콩팥	右肾	07
울혈	郁血 , 充血	03
원충 감염	原虫感染	07
위	胃 , 胃脏	05
위궤양	胃溃疡	05
위암	胃癌	05
위염	胃炎	05
위용종	胃息肉	05
위장간막동맥	胃脏间膜动脉	07
위장관 질환	肠胃管疾患	05
위팔뼈	上腕骨 , 上臂骨	12
윌름씨종양	胚胎性癌肉瘤	13

유두부	视神经盘部	10
유두부종	假性视	10
유두염	视神经盘炎	10
유두진피	真皮层，乳头层，乳头真皮	15
유리체	玻璃体	10
유산소 운동	有氧运动	03
유스타키오관	咽鼓管，欧氏管	11
유전시신경병증	遗传性视神经病变	10
음경	阴茎	07
음부	阴部	10
음부포진	生殖器疱疹	07
이첨판	二尖瓣	04
이행상피암	移行上皮癌	07
이환율	罹患率，发病率	08
인두	咽头，咽喉	03
인플루엔자	流行性感冒，流感	03
인후두부	咽喉，喉咽	03
일치사시	一致斜视	10
임신중독증	妊娠中毒	10
임질	淋病	07
임플란트	植牙	14
자가면역질환	自体免疫性疾病	10
자궁	子宫	09
자궁경부도말 검사	子宫颈涂片检查	18
자궁경부암	子宫颈癌	18
자뼈	尺骨	12
장결핵	肠结核	05
장염	肠炎	05
재채기	喷嚏	03
저작기능	咀嚼功能	14
저혈압	低血压	04

적혈구	红细胞	06
전극	沟前	10
전립선 비대증	前列腺肥大症	07
전완	小臂，前臂	12
전정기관	前庭	11
점막	黏膜	03
정강뼈	胫骨	12
정관	精管	07
정낭	精囊	07
정맥	静脉	06
정원창	正圆窗	11
정중부	正中部	11
제인대	提韧带	10
조혈모세포	造血干细胞	06
조혈모세포이식	造血干细胞移植	06
종아리뼈	腓骨，小腿骨	12
좌심방	左心房	04
좌심실	左心室	04
좌측콩팥	左肾	07
주걱턱	撅下巴	16
주변각막궤양	边缘性角膜溃疡	10
중뇌	中脑	08
중독시신경병증	中毒性视神经病变	10
중심각막궤양	中心性角膜溃疡	10
중심동맥	中央动脉	10
중심와	中央窝	10
중엽	中叶	03
중이	中耳	11
중추신경계	中枢神经系	08
지각 과민증	知觉过敏症	14
지방세포	脂肪细胞	15
직장암	直肠癌	05

진폐증	尘肺	03
진피	真皮	15
질	膣 , 阴道	09
척골	尺骨	12
척수	脊髓	08
척수 신경	脊髓神经	08
척추	脊椎	08
천골	骶骨	12
천식	喘病 , 气喘	03
청소골	听小骨	11
청신경	听觉神经	11
초음파	超声波	09
총 담관 담석	总胆管胆结石	05
충수돌기	虫样垂突起	05
췌도	胰岛	05
췌장	胰脏 , 胰腺	05
췌장암	胰腺癌	05
췌장염	胰腺炎	05
치근첨 형성술	根尖诱导形成术	14
치수강	髓室	14
치수조직	牙髓组织	14
치아머리(치관)	齿冠 , 牙冠	14
치아뿌리(치근)	牙根	14
치아뿌리관(치근관)	牙根管	14
치주낭	牙周囊袋	14
침샘	唾腺	05
침윤	浸润 , 渗入 , 渗透	03
카페인	咖啡碱	07
코 기둥	鼻柱	11
코뼈	鼻骨 , 鼻柱	11
콘텍트렌즈	隐形眼镜	10
콜레스테롤	胆固醇	04

콧끝	鼻尖	11
콧등	鼻脊，鼻梁	11
콧등 상부	鼻子上部	11
콧물	鼻涕	03
콩팥	肾	07
콩팥동맥	肾动脉	07
콩팥술잔	肾盏	07
콩팥유두	肾乳头	07
콩팥정맥	肾静脉	07
크론병	克隆氏症	05
타액선암	唾液腺癌	16
탈모	脱毛，脱发	06
터널증후군	腕关节综合症，腕管综合征	12
투명판	透明板	15
트라이츠 인대	十二指肠悬韧带	05
트리글리세라이드	甘油三酯	18
트리코모나스질염	阴道滴虫，阴道毛滴虫	07
파킨슨병	帕金森氏病	08
팔이음뼈	肩胛带	12
페니실린	青霉素	02
편평세포암	扁平细胞癌	15
폐	肺，肺脏	03
폐간질	肺间质	03
폐결핵	肺结核	03
폐기종	肺气肿	03
폐동맥 고혈압	肺动脉高血压	03
폐동맥판막	肺动脉瓣膜	04
폐렴	肺炎	03
폐렴구균	肺炎球菌	03
폐렴구균	肺炎球菌	10
폐색전증	肺栓塞	03

폐쇄 부전	关闭不全	04
폐정맥	肺静脉	04
폐진균증	肺真菌症	03
폐질환	肺病	03
폐포	肺泡	03
폐포벽	肺泡壁	03
폐포상피세포	肺泡上皮细胞	03
포도막	葡萄膜	10
포도막염	葡萄膜炎	10
표피	表皮，皮层	15
풍진	风疹	10
프로토콜	协议，协定	13
피지샘	皮脂腺	15
피지선	皮脂腺	15
피진	皮疹	15
피하조직	皮下组织	15
필라델피아 염색체	费城染色体	06
하대정맥	下腔静脉	04
하부위장관	下部肠胃管	05
하사시	下斜视	10
하엽	下叶	03
하외측 연골	鼻下侧软骨	11
하인두암	下喉头癌	16
하지재건	下肢重建	16
하행결장	降结肠	05
한눈사시	一眼斜视	10
합병증	并发症	03
항생제	抗生剂	02
항암화학요법	抗癌化学疗法	06
항원	抗原，敏原	15
항체	抗体	05
허파꽈리	肺胞	03

허혈시신경병증	缺血性视神经病变	10
헛구토	妊娠呕吐	09
헬리코박터 파일로리	幽门螺杆菌	13
혈관무늬병증	血管纹	10
혈관조영술	血管造影术	18
혈뇨	血尿	07
혈압	血压	04
혈압강하제	降压药，降压片	04
혈전혈관염	血栓脉管炎	04
혈청크레아티닌	血肌酐	18
협심증	狭心症，心绞痛	04
협착증	狭窄症	04
형질세포	浆细胞	06
호메오 유전자	同源异型基因	08
호지킨병	霍奇金病	06
혼미	昏迷，精神恍惚	03
혼수	昏睡，昏迷	03
홍채	虹膜	10
홍채염	虹膜炎	10
화농성	化脓性	11
황달 증세	黄疸症状	05
황반	黄斑	10
황반변성	黄斑性病变	10
황체	黄体	09
횡격막	横膈膜，膈膜	03
횡행결장	横结肠	05
후극	沟后	10
후두	喉头，咽喉	03
후두암	喉头癌	16
후안부	后眼部	10
흉골	胸骨	12
흉곽	胸廓	12

| 흉부유도 | 胸导联 | 04 |
| 흉통 | 胸痛 | 03 |

〈참고 자료〉

1. 이재욱, 안정우, 손병주, 김영훈, 유준연, 〈의료인을 위한 중국어 회화〉, 군자출판사, 2013

2. 최윤선, 권운영, 롱핑, 〈중국어뱅크 의료관광 중국어〉, 동양북스, 2015

3. 안용훈, 강희석, 〈의료관광 중국어〉, 백산출판사, 2011

4. 학문명 백과 : 의학 출판사, 형설출판사

terms.naver.com/list.nhn?cid=44416&categoryId=44416

5. 의학 지식 백과, 서울대학교병원

www.snuh.org/health/encyclo/search.do

6. 국가법령 정보센터

www.law.go.kr